我最关心的 100个 肿瘤临床试验问题

李 瑞 杨葛亮 千年松 主编

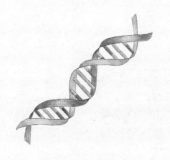

河南科学技术出版社

·郑州·

图书在版编目（CIP）数据

我最关心的 100 个肿瘤临床试验问题 / 李瑞，杨葛亮，千年松主编 . —郑州：河南科学技术出版社，2023.8
ISBN 978-7-5725-1237-7

Ⅰ. ①我… Ⅱ. ①李… ②杨… ③千… Ⅲ. ①肿瘤—防治—普及读物 Ⅳ. ① R73-49

中国国家版本馆 CIP 数据核字（2023）第 108067 号

出版发行：河南科学技术出版社
　　　　　地址：郑州市郑东新区祥盛街 27 号　邮编：450016
　　　　　电话：（0371）65788857
　　　　　网址：www.hnstp.cn
策划编辑：于凯燕
责任编辑：许　静
责任校对：杨　莉
封面设计：张　伟
责任印制：牟　斌
印　　刷：河南匠心印刷有限公司
经　　销：全国新华书店
开　　本：890 mm×1 240 mm　1/32　印张：5.75　字数：130 千字
版　　次：2023 年 8 月第 1 版　2023 年 8 月第 1 次印刷
定　　价：39.80 元

《我最关心的100个肿瘤临床试验问题》
编委会

主　审　解立新　郭　磊

主　编　李　瑞　杨葛亮　千年松

副主编

　　　　曹　旸　郑州市肿瘤医院

　　　　万　鸣　上海医药临床研究中心

　　　　宫茹楠　上海医药临床研究中心

　　　　金永生　海军军医大学

　　　　秦　川　郑州市肿瘤医院

　　　　顾　瞻　上海市肺科医院

　　　　杨　凡　中国人民解放军总医院

　　　　李　萍　郑州市妇幼保健院

编　　委（按姓氏拼音排序）

　　　　丰　杨　中国人民解放军总医院

　　　　苟苗苗　中国人民解放军总医院

　　　　郭　浩　郑州市肿瘤医院

韩　煦　上海长海医院
胡舒勤　上海医药临床研究中心
李　蕾　郑州市肿瘤医院
梁宪斌　郑州市肿瘤医院
孙　杰　中国人民解放军总医院
王海存　郑州市肿瘤医院
王会品　郑州市肿瘤医院
王伟红　郑州市肿瘤医院
吴炯熇　中国人民解放军总医院
杨　蕊　郑州市肿瘤医院
姚平安　上海市东方医院
张　恺　中国人民解放军总医院
张　威　上海长海医院
张瑞飞　郑州市肿瘤医院
章晓祎　上海市临床研究伦理委员会
朱惠云　上海长海医院
朱琳子　上海市临床研究伦理委员会

编写秘书

胡舒勤　上海医药临床研究中心

序　一

　　临床试验是验证药物在人体内的安全性、有效性的唯一方法和必经之路。从全球来看，一种新药的申请需要进行多达数十项不同类型的试验，需要开展由数以千计受试者参与的多阶段临床试验，经历至少10年的时间才能完成从研发到上市的整个过程，而仅临床试验通常就需要5~7年，甚至更长。美国医学会杂志（JAMA）2020年发表的一项研究显示，将一款新药推向市场的中位数成本为9.85亿美元，平均成本为13.35亿美元。在整个新药研发过程中，临床试验的资金成本和时间成本均要占到近70%。因此，临床试验已成为生物医药创新链条中的关键和核心环节，临床试验的水平也已成为衡量一个国家或地区医药创新能力的重要标志。

　　我国在临床试验发展上有着巨大的潜力。临床试验离不开医疗机构和受试者的参与。作为人口大国，我国开展临床试验具有医院多、样本多、病种多的显著资源优势。首先，在医院数量上，2021年我国共有三级甲等医院1651家，2022年全国医疗卫生机构拥有床位近千万张。与之相比，美国500张以上病床的医院数不足300家，我国潜在的临床研究机构数量优势显著。其次，在样本数量上，2022年我国医疗卫生机构年诊疗总人次达84亿，美国的年诊疗人次约为10亿，我国潜在的临床试验样本数量优势突出。最后，在病种数量上，以恶性肿瘤为例，我国每年新发患者达到400多万例，潜在的临床试验需求量也非常大。上述丰富的临床资源和客观需求，为我国开展临床试验提供了广阔的发展平台和空间，是我国推进《"健康中国2030"规划纲要》战略发展和生命健康产业发展的优势所在。

我是一名外科医生，在多年的职业生涯中，也开展过不少临床试验，深切地感受到开展临床试验对于新药研发以及新的手术方式问世的重要意义。我曾在国际上率先提出的包含肿瘤生物学特性的肝癌肝移植受体选择标准——"杭州标准"，就是通过临床试验取得的重要成果。其后续研究——肝移植技术创新体系的建立与推广应用，还获得了2008年度国家科学技术进步奖二等奖。

近日，我有幸品读了由郑州市肿瘤医院李瑞院长、上海医药临床研究中心杨葛亮主任、中国人民解放军总医院千年松主任主编的《我最关心的100个肿瘤临床试验问题》，这部书无疑为广大肿瘤患者在参加临床试验前后所面临的问题提供了非常好的参考。我也欣喜地看到，该书以肿瘤患者为第一视角，用问答的形式普及肿瘤临床试验相关的知识和实用经验，而且100个问题设计得非常科学、细致，囊括了肿瘤临床试验各个阶段的常见问题，可谓独具匠心。

最后，希望这部书不仅能够为肿瘤患者普及临床试验的知识和常识，而且能够进一步推动肿瘤临床试验科普工作的全面开展，包括对医生、护士进行肿瘤临床试验知识的普及，从而加快促进我国医疗卫生事业的健康发展。

中国工程院院士
法国国家医学科学院外籍院士

郑树森

2023 年 4 月

序　二

随着互联网平台的迅猛发展，越来越多的临床医生和药师利用新媒体手段开展形式各异的医疗科普活动，这大大提升了全民健康意识和生活水平。但一直以来，医疗卫生领域的科普重点在于"医"与"药"，其科普的内容大多聚焦于某一种具体疾病的诊疗或者一种药物的研发及药理作用等，而临床试验作为"医"和"药"的重要桥梁，往往是其中的一个盲点。

在我国，普通大众对于临床试验的概念比较陌生，不少人对其存在误解，甚至怀有天然的畏惧和抵触情绪，笼统地将参加临床试验理解为就是当"小白鼠"，其中也包括肿瘤患者。显然，临床试验作为现代医学和药物研发迅速发展的必经过程，需要更多的关注和认知，临床试验的科普迫在眉睫。

虽然，全国不少地区有部分医疗机构已经开展了一定的相关宣传工作，包括推送各种形式的临床试验科普知识、发放宣传手册等，但科普仍面临很多困境：公众的关注度低、信任度低，临床试验机构的参与度不高，科普专业性不强，等等。

肿瘤是一类既复杂又特殊的疾病，虽然 WHO（世界卫生组织）已将肿瘤定义为慢性病，但普通大众仍未从"谈癌色变"的认知中完全走出来，对肿瘤的恐慌以及临床试验知识的匮乏，令不少肿瘤患者在直面试验时，都无法做出有利于自身疾病的科学选择，这导致他们或是拒绝，或是犹豫不决而耽误了最佳试验的时机。另外，绝大多数晚期肿瘤患者会面临现有治疗药物耐药或失效的问题，而此时参加临床试验就是不错的选择，有时甚至是唯一的选择，且相当比例的患者最终延长了生命，提升了生活质量。在不少肿瘤的诊疗指南中，参加临床试验本身就是末线治疗的选择之一。

正是在这样的时代背景下，由李瑞、杨葛亮、千年松主编的《我最关心的100个肿瘤临床试验问题》面世。这部书匠心独运，针对传统科普存在的各类问题，别出心裁地从纷繁复杂的肿瘤临床试验中精选了100个问题，通过详细、生动的解答，辅以专家经验分享，解决了广大肿瘤患者在肿瘤临床试验过程中面临的实际问题与困难。该书形式新颖，构思巧妙，化深奥的医理知识为浅显易懂的科普文字，变生硬解释为实例演绎，提升了科普的科学性、艺术性和大众可信度。

本书将肿瘤临床试验知识及经验有机整合，熔冶于一炉，不仅是肿瘤患者的科普读本，也是面向医务工作者乃至其他疾病患者的一本实用价值很高的科普图书。文以载道，不问不明，编者团队医者仁心，身有悬壶济世之术，心怀兼济天下之心，授道解惑，令人动容。付梓之际，感触良多，愿作推介，谨以为序。

全军领军人才

中国人民解放军总医院肿瘤医学部放疗科主任

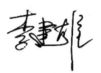

2023 年 4 月

前　言

　　近年来，我国卫生及医疗水平得到了大幅提高，居民的主要健康指标总体已优于中高收入国家平均水平。但随着工业化、城镇化、人口老龄化发展和生态环境、生活行为方式的变化，肿瘤、心血管疾病已成为居民的主要死亡原因和疾病负担。根据世界卫生组织国际癌症研究机构统计，2020 年全球新发肿瘤病例 1929 万例，死亡病例 996 万例。其中，我国新发肿瘤病例 457 万例，占全球总数的 23.7%；死亡病例 300 万例，占全球总数的 30%。

　　《"健康中国 2030"规划纲要》中明确提出，将癌症列入"防治重大疾病"一节，并提出社会和政府应采取的主要举措，为肿瘤防治实践指明了方向。就肿瘤治疗而言，离不开新的药物和诊疗方法的研发，而新药研发又必须依赖科学、严谨的临床试验来进行评价，才能获得真实、客观的疗效及安全性结果。没有临床试验，就没有新药上市，而没有肿瘤患者的积极参与，就完不成临床试验！根据国家药品监督管理局药品审评中心发布的《中国新药注册临床试验进展年度报告（2021 年）》，2021 年，化学药适应证主要以抗肿瘤药物为主，占化学药临床试验总体的 39.5%；生物制品适应证同样以抗肿瘤药物为主，占生物制品临床试验总体的 45.8%。由此可见，当前我国抗肿瘤药物研发处于快速发展阶段，新的诊疗方法进一步延长了肿瘤患者的生存期，恶性肿瘤逐渐呈现慢病化趋势，这使得肿瘤患者对于药物的安全性、生存质量以及治疗体验都有了更高的期待，这也对肿瘤临床试验的发展提出了更高的要求。

然而，在实际生活中，人们对于临床试验的概念普遍比较陌生，即使是肿瘤患者，其对临床试验的认识、理解和参与度也多不尽如人意，甚至不少肿瘤患者对临床试验有种"谈虎色变"的感觉——认为参与肿瘤临床试验就是在当"小白鼠"。

那么，参加肿瘤临床试验真的是在当"小白鼠"吗？还是一种"逼上梁山"的无奈之举？本书作为国内第一部面向肿瘤患者的临床试验实用性科普书籍，从肿瘤患者的视角出发，全面介绍了肿瘤患者在参加临床试验前后可能遇到的各类实际问题和解决办法。本书的受众人群为广大肿瘤患者，不同于仅关注肿瘤临床试验受试者的专著，我们更为关注肿瘤临床试验可能给肿瘤患者带来的风险与获益以及参加肿瘤临床试验前后患者可能遇到的困惑。毕竟对于大多数患者而言，无论是接受常规的抗肿瘤治疗还是参加肿瘤临床试验，这些都只是治疗手段，不同的是治疗过程中的风险、获益以及经济负担。我们希望通过本书的出版，让那些想要参加、正在参加、已经参加，或者对临床试验感兴趣的肿瘤患者及其家属真正了解临床试验，帮助他们在面对临床试验时能够做出更好的选择。

本书的编者们均来自肿瘤临床试验或者临床治疗的一线，具有丰富的肿瘤临床试验的知识和经验。在筹备、编写及校审中，始终贯彻"以患者为中心"和"突出肿瘤特色"两条核心要旨，秉持科学、实用又不乏趣味性的撰写风格，并融入了大量肿瘤临床试验的"实战经验"，力求将这100个肿瘤临床试验问题讲清楚、说明白。同时，本书还有幸邀请到10余位极负盛名的专家学者分享了关于肿瘤临床试验的临床经验、心得体会以及经典病例，广大肿瘤患者可以从中感受到这些来自不同领域、不同学科的专家学者一直在关注他们所患的疾病并为之长期奋斗，也借此鼓励他们勇于抗击病魔。此外，希望本书的出版，能为普及肿瘤临床试验相关知识贡献一点力量。

在本书稿撰写接近完成时，适逢国家卫生健康委员会、教育部、科学技术部、中医药管理局发布了新版的《涉及人的生命科学和医学研究伦理审查办法》（国卫科教发〔2023〕4号），在此特别鸣谢上海市临床研究伦理委员会主任委员胡庆澧教授，副主任委员陈佩、朱伟教授，以及秘书处周佳庆老师等对新的伦理审查办法的解读，使得编者团队能够在短时间内完成本书中涉及伦理审查内容的修改工作。感谢中国老年学和老年医学学会肿瘤康复分会、中国老年学和老年医学学会肿瘤康复郑州基地为编者团队提供的高质量合作交流平台。感谢树兰（杭州）医院在本书编撰过程中给予的大力支持与帮助。感谢南京大学医学院副院长王婷婷教授、复旦大学附属华东医院肿瘤科副主任唐曦主任医师对本书编写工作的支持与指导。

为了方便肿瘤患者阅读，本书中部分专有名词及专业术语采用了较为通俗易懂的表达形式，对于专业人员而言，阅读时可能感觉不够"专业"，敬请包涵！由于时间关系及水平有限，书中可能会有不足之处，望各位批评指正！

编者

2023 年 5 月

目　录

肿瘤临床试验筛选入组篇

肿瘤临床试验随访篇

专家访谈与经验分享

肿瘤临床试验
概念篇

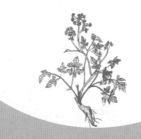

1. 什么是肿瘤?

在体内、体外多种致癌因素的协同作用下,机体内正常细胞在基因水平发生异常改变,不再遵循正常的规律,而是无限制地过度生长,医学上称之为肿瘤。

肿瘤的英文是 cancer,这个词来源于拉丁文 crab,是螃蟹的意思。这要从古希腊医生希波克拉底说起,他发现人身上的肿瘤及附近蔓延的血管能无限制地生长,向外周扩散,而且难以切除干净,非常像张牙舞爪、横冲直撞的螃蟹,所以把肿瘤叫作 cancer,意思就是"像螃蟹一样"。

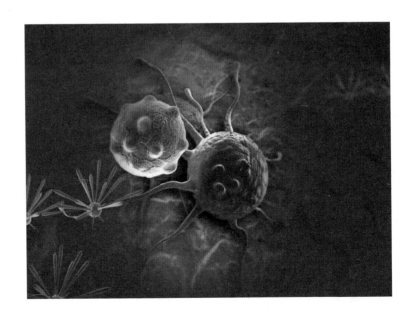

肿瘤是个总称,简单地说,就是人体中某个或某些细胞突然"叛变",不断地吸取营养,生长繁殖,形成一个发育迅速且强大的组织,主要包括良性肿瘤和恶性肿瘤。恶性肿瘤又包括癌、肉瘤及其他特殊命名的恶性肿瘤。通常人们所说的"癌症"习惯上泛指所有恶性肿瘤。良性肿瘤和恶性肿瘤两者最大的区别就是生物学行为不同。良性肿瘤一般不会发生转移,长得比较缓慢,一般不会致人死亡,如果长得过大,就会压迫周围组织引起相应症状,如乳腺纤维瘤等。而恶性肿瘤会侵犯周围正常组织,抢夺它们的养分来壮大自己,导致正常的组织被破坏,无法发挥正常的功能,甚至导致患者死亡。

2. 肿瘤是如何诊断的?

肿瘤的诊断步骤和方法与其他疾病基本相似, 所不同的是其确诊需要病理诊断。

1. 身体检查

首先要进行全面、系统的病史询问和细致的身体检查。对某些进行性的症状和体征, 如肿块、疼痛、出血、病理性分泌物、消瘦等的持续发展, 尤其中年以上患者更应警惕, 需逐一询问症状发生的时间、性质和变化程度。同时要了解患者的职业、生活环境, 有无吸烟等嗜好, 有无化学致癌物接触史、肿瘤家族史及与肿瘤可能有一定联系的既往疾病, 比如胃癌与幽门螺杆菌感染、萎缩性胃炎、胃溃疡、胃息肉有关, 结直肠癌与肠道息肉有关, 肝癌与乙型、丙型肝炎相关, 鼻咽癌与 EB 病毒感染有关等。再结合病史进行重点器官的局部检查。表浅肿瘤容易被发现, 深部肿瘤则须借助其他必要的检查才能确定。局部检查应注意肿瘤的部位、形态、硬度、活动度及与周围组织关系, 同时进行区域淋巴结检查。

2. 检验检查

实验室常规检查包括血常规检查、尿常规检查及粪便常规检查等, 如胃肠道肿瘤患者可伴贫血、大便隐血及消化道梗阻。比较有特异性的肿瘤实验室检查还包括肿瘤标志物检测。肿瘤标志物可以是酶、激素糖蛋白、胚胎性抗原或肿瘤代谢产物, 分布在血液、分泌物及排泄物中，可作为辅助诊断，对疗效判定和随访具有一定的价值。各种影像学检查，包括 X 线、超声、计算机断层扫描（CT）或核磁共振成像（MRI）等检查方法，可以检查有无肿块及其所在部位、阴影的形态与大小，判断有无肿瘤及其性质。对于空腔脏器或位于某些体腔的肿瘤，大多可进行相应的内窥镜检查，比如我们常说的胃肠镜检查。通过内窥镜可窥视肿瘤的肉眼改变，采取组织或细胞性病理形态学检查，提高肿瘤诊断的准确性。

3. 病理检查

病理检查是诊断肿瘤最准确、最可靠的方法，除了可通过内窥镜下活检获取组织，还可以通过其他手术或穿刺手段，将从患病器官直接取下的病灶小块组织制成切片，经染色后放置在显微镜下，由病理医生观察其细胞形态和组织结构等病理形态特征，对疾病做出确切诊断。它通常能够确诊肿瘤的具体类型。

3. 肿瘤常见的治疗手段有哪些?

目前恶性肿瘤的治疗方法比较多,比较常用的有内分泌治疗、手术治疗、中医治疗、化学治疗(简称化疗)、靶向治疗、放射治疗(简称放疗)、免疫治疗等。对早期和中期生长比较局限的肿瘤,可以通过手术根治切除,术后可能需要化疗、内分泌治疗等辅助治疗;晚期肿瘤常需要化疗、放疗、靶向药物治疗、免疫治疗等综合治疗,有时可以姑息性手术解除梗阻,缓解疼痛,清除某些孤立的转移灶。

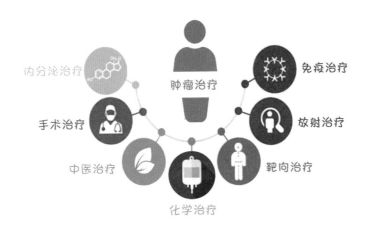

4. 什么是肿瘤靶向治疗？

肿瘤靶向治疗，又称分子靶向治疗，是指在肿瘤细胞分子水平上，针对已经明确的致癌位点（该位点可以是肿瘤细胞内部的一个蛋白分子，也可以是一个基因片段），有针对性地设计相应的治疗药物，药物进入体内会"精准导弹"式地与致癌位点相结合，从而使肿瘤细胞死亡，而不会波及肿瘤周围的正常组织细胞，所以靶向治疗又被称为"生物导弹"。

传统化疗虽然能杀伤肿瘤细胞，但同时也不可避免地会杀伤我们人体的正常细胞，尤其是生长速度较快的细胞，比如消化道黏膜细胞和血细胞，这也是化疗时容易产生恶心、呕吐、腹泻，甚至引起白细胞降低的原因，可以说是"杀敌一千，自损八百"。而靶向治疗就像打靶一样，可瞄准靶心打，而不往靶心外面打，相比于化疗，其优点就是更精准，一般不容易对正常细胞造成伤害。

历史上第一个抗肿瘤的靶向药物是曲妥珠单抗，其适用于HER2过度表达的转移性乳腺癌。HER2就是致癌位点，中文名叫"人表皮生长因子受体-2"。该药物的上市革命性地改变了一部分乳腺癌患者的命运。

5. 什么是肿瘤免疫治疗？

正常情况下，机体的免疫系统能够区分"自我"和"非我"，就如正义的化身，时刻都在保护机体免受"邪恶势力"的攻击。邪恶势力是指外来的细菌、病毒等病原体以及体内发生了基因突变的肿瘤细胞。免疫系统与肿瘤的斗争主要经历了三个阶段，分别是免疫清除、免疫平衡和免疫逃逸。在肿瘤产生后的初始阶段，免疫系统可以识别并清除大部分肿瘤细胞（免疫清除）。而残存的肿瘤细胞开始"卧薪尝胆"，与免疫系统和平共处（免疫平衡）。但为了生存和生长，最终，肿瘤细胞会采用"易容""贿赂"等不同策略，使"机体警察"——免疫系统不能正常地杀伤肿瘤细胞，而逃脱了免疫系统的查杀，从而迅速生长并呈现为临床上可诊断的肿瘤（免疫逃逸）。

不同于放疗、化疗及靶向治疗靠外援"部队"杀伤人体肿瘤细胞的原理，肿瘤免疫治疗是通过恢复机体正常的抗肿瘤免疫反应，简单地说，就是重新启动并维持"警察抓小偷的正常治安秩序"，从而控制与清除肿瘤的一种治疗方法。其药物包括单克隆抗体类免疫检查点抑制剂［如 PD-1（程序性死亡受体 1）/PD-L1（程序性死亡受体配体 1）抑制剂、CTLA-4（细胞毒性 T 淋巴细胞相关抗原 4）抑制剂］、治疗性抗体、肿瘤疫苗、细胞治疗和小分子抑制剂等。

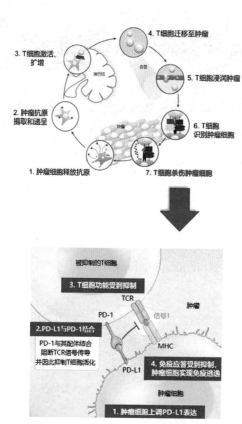

肿瘤免疫治疗原理示意图

6. 什么是肿瘤细胞治疗?

肿瘤细胞治疗是近几年兴起的肿瘤治疗新技术,是指将肿瘤患者自身或者来源于健康供者的免疫细胞,采用生物工程方法,通过体外培养扩增、活化或基因修饰、基因编辑等操作处理后,再回输到肿瘤患者体内,激发或增强机体的免疫功能,从而达到治疗肿瘤的目的。

在肿瘤细胞治疗中,最具代表性的就是 CAR-T 疗法(chimeric antigen receptor T cell immunotherapy)。

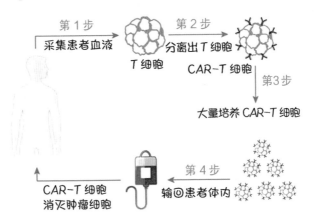

第 1 步 采集患者血液 T 细胞

第 2 步 分离出 T 细胞 CAR-T 细胞

第 3 步 大量培养 CAR-T 细胞

第 4 步 输回患者体内

CAR-T 细胞 消灭肿瘤细胞

CAR-T 细胞免疫治疗原理示意图

CAR-T 疗法的全称是嵌合抗原受体 T 细胞免疫治疗。CAR-T 疗法,就是对人体 T 细胞进行改造,其中的嵌合抗原受体给予改造后的 T 细胞识别特定蛋白的能力,能让 T 细胞更好地去寻找并锁定那些平时很难以发现和清除的肿瘤细胞，同时实现对肿瘤细胞的精准、快速打击。通俗易懂地讲，在肿瘤患者体内，肿瘤细胞可以通过"易容""伪装"或"躲藏"的方式逃避 T 细胞的杀伤，而经人工改造的 CAR-T 细胞，相当于为 T 细胞打开了 GPS 导航，并且配备了更强的火力，让 T 细胞依据"导航"直接锁定肿瘤细胞，并一举攻克，它是一种"私人定制"的、高级的"靶向治疗"。

根据来源不同，CAR-T 又可以分为自体 CAR-T（从肿瘤患者自身血液中获取 T 细胞）及异体 CAR-T（T 细胞来源于另一个健康供体，又称为通用型 CAR-T）。

7. 常见的肿瘤细胞治疗有哪些类型？

根据2021年2月国家药品监督管理局药品审评中心发布的《免疫细胞治疗产品临床试验技术指导原则（试行）》，除了CAR-T治疗外，根据作用机制的不同，目前细胞免疫治疗的研究类型主要还包括：肿瘤浸润淋巴细胞（tumor infiltrating lymphocytes, TILs）、工程化T细胞受体修饰的T细胞（T-cell receptor-engineered T cells, TCR-T）、自然杀伤细胞（natural killer cells, NK）或树突状细胞（dendritic cell, DC）等其他免疫细胞的治疗方法，如细胞因子诱导的杀伤细胞（cytokine-induced killer cells, CIK）等。

8. 什么是肿瘤疫苗?

肿瘤疫苗是近年研究的热点之一,不同于传统预防传染性疾病的疫苗,肿瘤疫苗是指利用肿瘤抗原,通过主动免疫方式诱导机体产生特异性抗肿瘤效应,激发机体自身的免疫保护机制,达到治疗肿瘤或预防肿瘤发生的目的。目前,已上市和正在开发中的肿瘤疫苗大致可分为 4 类:全细胞疫苗、肿瘤多肽疫苗、基因工程疫苗和抗体肿瘤疫苗。

2010 年 4 月,美国食品药品监督管理局批准 Provenge/sipuleucel-T(普罗文奇)用于治疗晚期前列腺癌,使其成为第一个自体主动免疫疗法药及第一个真正的治疗性肿瘤疫苗。而日常生活中大家比较熟悉的宫颈癌疫苗和乙型肝炎疫苗,其实并不是真正的肿瘤疫苗,而是分别针对人乳头瘤病毒(HPV)和乙型肝炎病毒(HBV)的疫苗,因为这两种病毒的感染分别是宫颈癌和肝癌的直接病因,所以通过接种疫苗可预防病毒感染,取得预防宫颈癌和肝癌的良好效果。

9. 什么是肿瘤临床试验?

广义上,肿瘤临床试验一般是指针对癌症的诊断、治疗及预防等在人体上开展的科学研究。狭义上,肿瘤临床试验一般是指肿瘤治疗临床试验,也是平时人们接触得最多且最成熟的试验类型。

此类试验主要是通过招募肿瘤患者,对其进行新药 / 新技术的系统性研究,以证实或揭示新药 / 新技术的作用、不良事件及 / 或新药的吸收、分布、代谢和排泄,其核心目的有两点:第一,明确新药 / 新技术是否有效;第二,明确新药 / 新技术是否安全。

10. 肿瘤临床试验的意义是什么？

肿瘤临床试验是评价抗肿瘤创新药物的有效性和安全性的主要、必需环节，其发展在很大程度上影响着抗肿瘤创新药物的研发进程。目前，我国抗肿瘤药物的研发处于快速发展阶段：一方面，新的药物及治疗手段进一步延长了肿瘤患者的生存期，恶性肿瘤逐渐呈现慢病化趋势；另一方面，大多数肿瘤仍无法治愈，而肿瘤患者对于生存时间、药物安全性、治疗体验和生存质量都有了更高的期望。因此，开展肿瘤临床试验的根本目的是满足肿瘤患者的实际需求。

具体来说，对于早期肿瘤术后患者，比如早期乳腺癌根治术后的患者参加内分泌治疗的新药试验，是为了更有效地预防复发、转移；对于早中期需要术后辅助化疗/靶向治疗的患者，比如消化道肿瘤患者参加止吐治疗的新药试验，是为了更好地提高术后辅助治疗的效果和耐受性；对于晚期肿瘤患者，比如晚期恶性淋巴瘤患者参加 CAR-T 细胞治疗试验，意味着有可能获得最新、更好的治疗机会。

11. 肿瘤临床试验应当遵循哪些基本原则?

肿瘤临床试验应当遵循三项基本原则。

1. 伦理原则

每项试验必须符合伦理性,并通过所在医疗机构的伦理审查。作为在人体内研究药物的有效性和安全性的手段,临床试验可能会给参加试验的受试者带来潜在的风险,有时甚至是致命的伤害。因此,严格遵循伦理道德准则,保护受试者的权益、健康和安全是临床试验不容忽视的首要原则。

2. 科学性原则

试验设计必须尊重科学,突出以肿瘤患者为中心,以临床价值为导向,充分评估试验的安全性和有效性。临床试验的开展应建立在临床前研究的基础上,具有充分的科学依据和明确的试验目的。应根据药物预期用途、相关肿瘤的流行病学背景和统计学要求等,对临床试验进行科学的设计,同时最大限度地控制试验误差、提高试验质量,对试验结果进行科学合理的分析。

3. 符合各项法律法规的原则

开展试验的全部流程必须要合法合规。

12. 肿瘤临床试验通常分为哪些类型？

肿瘤临床试验的分类方法有很多，常见的有如下两种。

1. 根据诊疗方式来分

根据诊疗方式的不同，肿瘤临床试验通常可以分为：

（1）预防、干预肿瘤发生类研究，用于研究某种特殊方法是否能够预防某种特定肿瘤，如预防宫颈癌的 HPV 疫苗的研究。

（2）筛查和诊断肿瘤类研究，寻找最优化的肿瘤筛查方法和更有效地确诊肿瘤的诊断学方法的临床研究，如基因检测、循环肿瘤 DNA（ctDNA）等，可以更早、更准确地发现肿瘤，从而治疗肿瘤。

（3）抗肿瘤药物类研究，肿瘤临床研究中最常见的临床试验类型，比如新的治疗药物，如 CAR–T、新型靶向治疗药物的研究。

（4）肿瘤手术、放疗器械类研究，如达芬奇手术机器人、质子刀的研究。

（5）改善肿瘤患者的症状及生活质量类研究，如中药、新型止痛药的研究。

2. 根据是否以上市为目的来分

根据药物 / 器械是否以上市为目的，肿瘤临床试验可分为研究者发起的临床研究（IIT）和注册研究。

（1）研究者发起的临床研究是医生自主发起的，以患者或健康人（包括医疗健康信息）为研究对象，不以药品、医疗器械（含体外诊断试剂）等产品上市为目的，研究疾病的诊断、治疗、康复、预后、病因、预防及健康维护等。

（2）注册研究是由药厂或医药企业发起的，以患者或健康人（包括医疗健康信息）为研究对象，以药品、医疗器械（含体外诊断试剂）等产品上市为目的，研究疾病的诊断、治疗、康复、预后、病因、预防及健康维护等。

我们平时经常听到的Ⅰ期、Ⅱ期、Ⅲ期和Ⅳ期试验就是经典的注册研究，具体介绍可详见表1。在临床上，患者或者患者家属接触最多的可能就是Ⅲ期和Ⅳ期临床试验。

表1　注册研究的分类、研究目的、研究意义和所需病例数量

分类	研究目的	研究意义	所需病例数量
Ⅰ期（首次人体研究）	人体药理、安全性研究	评价人体耐受性和安全性；评价药代动力学及药效学	10~30 例
Ⅱ期（探索性研究）	治疗作用及安全性探索	初步评价药物安全性和疗效；为Ⅲ期试验设计提供客观依据	30~300 例
Ⅲ期（决定性研究）	治疗作用及安全性验证	验证药物疗效及安全性，评估药物风险获益价值	300 例以上
Ⅳ期（上市后研究）	临床应用评估	考察大规模人群的罕见不良反应及特殊人群的风险获益价值	1000 例以上

除了上述两种分类方法之外，肿瘤临床试验还可以根据设计类型分为随机对照研究、队列研究、真实世界研究等。

13. 肿瘤的疗效评价方式主要有哪些?

在日常肿瘤诊疗过程中,肿瘤患者经常会听到主治医生提到"拍片子才是肿瘤疗效评价的金标准",还会经常听到一些字母缩写,如CR、PR等。在此,先向大家介绍以下几个缩写字母的意义。

1. CR(完全缓解)

CR代表疗效最好。可以理解为病灶完全消失,治疗效果极佳。

2. PR(部分缓解)

PR代表疗效较好。在抗肿瘤治疗或者临床试验用药后复查,发现原有的肿瘤病灶明显缩小,整体缩小程度大于30%,但病灶还在,比如一个10 cm大小的肿瘤病灶,治疗后肿瘤小于7 cm,这就是PR,提示病灶部分消失或缩小,治疗效果不错。

3. SD(病情稳定)

SD代表有疗效但效果一般。在抗肿瘤治疗或者临床试验用药后复查,发现原有的肿瘤病灶变化不大。什么叫作变化不大? 指的是肿瘤整体缩小程度不到30%,增大程度不到20%,比如一个10 cm大小的肿瘤病灶,治疗后变为7~12 cm,就是SD。提示病灶变化不大,治疗可能有效或者效果还不明显。

4. PD(疾病进展)

PD代表治疗无效。在抗肿瘤治疗或者临床试验用药后复查,发现原有的肿瘤病灶增大超过20%,或者出现新的肿瘤病灶,比如一个10 cm大小的肿瘤病灶,治疗后变为12 cm以上,就是

PD。并且，哪怕病灶由 10 cm 缩小到 5 cm，但只要新出现一个明确的肿瘤病灶，无论原有病灶缩小得多明显，也是 PD。提示病灶增大或者出现新病灶，治疗效果不佳。

其实，上述 CR、PR、SD 及 PD 就是肿瘤的主要疗效评价结果。对于抗肿瘤药物而言，评价方式以国际上通用的实体瘤临床疗效评价标准——RECIST（Response Evaluation Criteria in Solid Tumors）1.1 版为准。对于免疫治疗而言，另有专门的 iRECIST（immune Response Evaluation Criteria in Solid Tumors，即实体瘤免疫治疗疗效评价标准），就是免疫治疗版的 RECIST。一般需要用增强 CT/MRI（X 线、超声，甚至 PET–CT、PET–MRI 都不能代替）来进行评估，由专业的影像科和肿瘤科医生来完成评估，因涉及的专业知识极为复杂，肿瘤患者没有必要过多了解过程细节，知

EUROPEAN JOURNAL OF CANCER 45 (2009) 228-247

available at www.sciencedirect.com

ScienceDirect

journal homepage: www.ejconline.com

ELSEVIER

New response evaluation criteria in solid tumours: Revised RECIST guideline (version 1.1)

E.A. Eisenhauer[a,*], P. Therasse[b], J. Bogaerts[c], L.H. Schwartz[d], D. Sargent[e], R. Ford[f], J. Dancey[g], S. Arbuck[h], S. Gwyther[i], M. Mooney[g], L. Rubinstein[g], L. Shankar[g], L. Dodd[g], R. Kaplan[j], D. Lacombe[c], J. Verweij[k]

[a]National Cancer Institute of Canada - Clinical Trials Group, 10 Stuart Street, Queen's University, Kingston, ON, Canada
[b]GlaxoSmithKline Biologicals, Rixensart, Belgium
[c]European Organisation for Research and Treatment of Cancer, Data Centre, Brussels, Belgium
[d]Memorial Sloan Kettering Cancer Center, New York, NY, USA
[e]Mayo Clinic, Rochester, MN, USA
[f]RadPharm, Princeton, NJ, USA
[g]Division of Cancer Treatment and Diagnosis, National Cancer Institute, Bethesda, MD, USA
[h]Schering-Plough, Kenilworth, NJ, USA
[i]East Surrey Hospital, Redhill, Surrey, UK
[j]National Cancer Research Network, Leeds, UK
[k]Erasmus University Medical Center, Rotterdam, The Netherlands

道评价结果就可以了。

　　此外，需要强调的是肿瘤标志物不能作为肿瘤疗效评价的主要依据。我们经常把肿瘤标志物比喻成"天气预报"，我们要重视这一"天气预报"，但它有时不一定很准，一般可以作为疗效评价的参考之一。

14. 参加肿瘤临床试验，会不会耽误 我的治疗？

一般不会。

通常，晚期肿瘤患者在参加临床试验之前已经历过多个现有的标准治疗方案，且均无法控制肿瘤的发展，面临"无药可医"的困境。而在患者参加试验前，研究者会认真地排除患者仍有标准治疗可供选择的可能性。因此，参加临床试验不仅为患者提供了新的治疗机会，也有助于减轻患者及其家属的经济负担。

对于非晚期肿瘤患者而言，参加临床试验的目的往往是填补现有治疗手段的空白，获得更好的治疗效果，如曲妥珠单抗降低HER2 阳性乳腺癌术后复发转移风险的试验，在该药适应证获批前，患者只能定期复查，没有针对性药物治疗，而该药不仅填补了这一空白，并且显著降低了患者复发转移的风险。又如阿瑞匹坦获批预防高度致吐性抗肿瘤化疗导致的恶心和呕吐的试验，成功解决了相当一部分因化疗导致严重恶心和呕吐而无法后续化疗的临床实际困难，提高了患者化疗耐受程度以及化疗完成率，不仅提高了患者在化疗期间的生活质量，而且间接地降低了肿瘤复发转移的风险。

15. 什么是受试者?

根据国家药品监督管理局和国家卫生健康委员会发布的自2020年7月1日起施行的《药物临床试验质量管理规范》中第二章第十一条第（九）项的规定："受试者，指参加一项临床试验，并作为试验用药品的接受者，包括患者、健康受试者。"

在肿瘤临床试验中，受试者一般指的就是肿瘤患者。受试者是科学研究的重要组成部分，他们不仅是被动承担研究的载体，也是创新和互动式的研究中的合作者。

在每种抗肿瘤药物上市时，我们不仅要感谢在背后默默付出的临床和科研人员，更要感谢这些肿瘤患者。正是因为有了他们的积极参与，新药研发才能顺利进行，我国的医学和医药事业才能快速发展和进步，进而造福全国人民，乃至全世界人民。

16. 什么是随机?

随机，是指将受试者按相同的概率分配入试验组或对照组，受试者的分配完全按暗中随机编排的序号入组，不受受试者的主观意志和客观条件的影响，目的是最大限度地减少人为因素和环境因素等对研究结果的影响。通俗地说，随机的过程类似于我们生活中常见的"抓阄"或者"抽签"。一般是按照试验方案的要求，把受试者随机且平均地分配到不同的组别当中，避免由于研究者或者受试者的意愿导致试验的分配偏倚，最后导致试验的结果不科学、不可靠。在随机试验中，受试者会被随机分配，因此每名受试者都有相同的概率接受新疗法或者标准疗法的治疗。

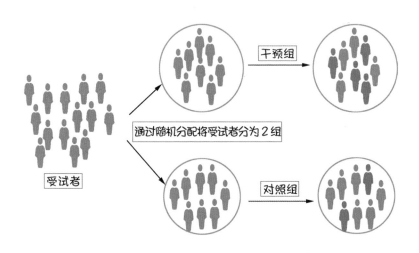

17. 什么是单臂研究?

顾名思义,单臂研究就是只设一个试验组,而不设对照组的一种研究方法。单臂研究中,所有受试者均使用相同的药物或治疗方案。它常用于无法进行对照的特殊情况,一般采取的是和外部对照组来进行对比,也就是将别人或者过去的研究结果和试验药物进行对照和比较。

对于绝大多数罹患晚期恶性肿瘤的患者来说,在缺乏有效治疗手段的情况下,生存期较短,他们可能没有时间等待需要大样本随机对照确证性临床试验结果数据支持上市的新药,急需尽早获得可能有效的新治疗机会。而单臂临床试验不设立平行对照组,不设盲,大大加速了临床试验的进程,能够显著缩短药品的上市时间,满足晚期恶性肿瘤患者及早接受具有突出疗效的药物治疗的急迫需求。但是单臂临床试验也为试验结果本身带来了不确定性,因此,通过单臂试验加速批准上市的药物,通常要开展上市后的确证研究。

单臂研究常常被用于以下几种情形:

(1)研究的疾病是罕见肿瘤(如尤文氏肉瘤)或者研究的患者具有特殊性。

(2)尚无有效的治疗防范或指南/共识中无金标准的治疗。

(3)全新的治疗方案,如靶向治疗和基因治疗等。

(4)药物上市后的研究。

（5）研究成本高，比较难招募患者，治疗费用高，需要的人力物力成本较高。

18. 什么是对照研究?

对照研究是指在进行某种试验以阐明一定因素对一个对象的影响和处理效应或意义时,除了试验所要求的研究因素或操作处理外,其他因素都保持一致,并把试验结果进行比较的试验。在研究过程中通常分为试验组和对照组。试验组,是指接受试验药物的对象组;对照组,是指不接受试验药物的对象组。对照研究通常为2组,有时也会出现3组或者4组。

临床试验中对照组的设置有以下五类:

1. 阳性药物对照

阳性药物对照即在临床试验中采用已上市的有效药物作为试验药物的对照。

2. 剂量 – 反应对照

剂量 – 反应对照即将试验药物设计成好几个剂量组,而将受试者随机地分入其中一个剂量组中,观察各自的试验结果。

3. 安慰剂对照

安慰剂对照即使用不含任何试验药物有效成分的安慰剂作为对照。

4. 空白对照

空白对照即使用未加任何对照药物的对照组作为对照。空白对照与安慰剂对照的不同之处在于空白对照并未给予受试者任何药物,所以它是不设盲的。

5. 外部对照

外部对照又称为历史对照，即使用研究者本人或他人过去的研究结果与试验药进行比较研究，如前所述的单臂研究。

在抗肿瘤药物临床试验中，对照组不给予抗肿瘤药物治疗通常被认为是不合伦理的。所以，目前大部分临床试验都是使用"标准疗法"（目前已有的最佳治疗方法）做对照，即阳性药物对照。剂量－反应对照一般在初始剂量探索中使用，如在首次人体临床试验中使用。外部对照，如前所述，在单臂研究中常常使用。只有在现阶段某特定肿瘤没有标准治疗方式时，对照组才会使用安慰剂，而这种情况现在比较少见。

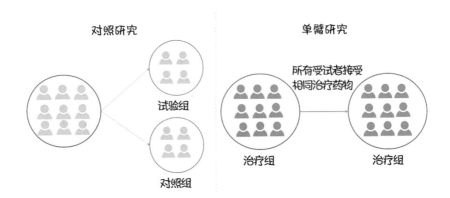

19. 什么是安慰剂?

安慰剂是新药研发或者临床试验中的专有名词,又叫模拟药物。它的外观、大小、颜色、剂型、重量、味道,甚至气味都和试验用的药物相同或基本相近,但是,安慰剂不能含有试验药物的有效成分。安慰剂是由既没有药效也没有毒副作用的物质比如葡萄糖、淀粉等制成的。服用安慰剂,对期待从药物治疗中获益的患者,在心理上能起到很好的安慰作用,所以叫安慰剂。在临床试验中,安慰剂主要用来与试验药物的疗效和不良事件进行对比。

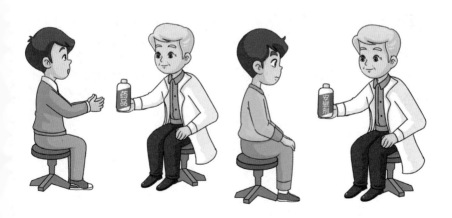

20. 什么是安慰剂效应？

　　1955年，美国的亨利·比彻（Henry Beecher）医生发现了一个有趣的现象：某次战役之后，镇痛剂已经用尽，但仍有很多十分痛苦的伤员需要打镇痛剂，无奈之下，亨利医生决定让护士给这些伤员注射一针生理盐水，并告诉伤员们说这就是镇痛剂。神奇的是，注射完盐水后，伤员们真的开始感到疼痛减轻了。于是亨利医生据此提出了著名的"安慰剂效应"，又名伪药效应、假药效应、代设剂效应，指的是患者本身虽未获得有效的治疗，但由于其"相信"治疗有效，而让症状得到缓解的现象。

　　对恶性肿瘤患者来说，安慰剂对肿瘤本身和缓解某些症状都可能会产生"安慰剂效应"。在药物临床试验中，为了客观评价某种新药的疗效，需要排除新药可能引发的这种安慰剂效应，因此，研究团队会安排试验组患者服用新药，让对照组患者服用安慰剂。如果这两组试验的结果没有显著的差异，那么这种新药的临床使用价值就不大。

21. 什么是盲法?

盲法,是指在整个试验过程中,通过合理的设计,让研究者/肿瘤患者/第三方监查、统计、数据管理人员对每位肿瘤患者的试验用药情况保持未知状态。通俗地说,就是研究者和/或肿瘤患者对所使用的药物是试验药物还是安慰剂或标准治疗不知情。这样可以尽量避免他们在评价治疗效果时的主观因素带来的偏差,获取更为可靠的试验数据。

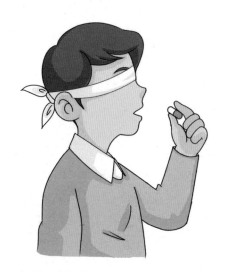

根据设盲程度的不同,盲法分为双盲研究、单盲研究和非盲(开放)研究。

1. 双盲研究

双盲研究是研究者和患者都不知道该患者所用的试验药物的

分配情况，这样设计可以完全避免结果分析的主观偏差，因此，双盲成为临床试验盲法试验设计中的金标准。

2. 单盲研究

单盲研究一般指研究者知道患者所用的试验药物分配情况，而患者自己不知道，相比于双盲研究，单盲研究有可能带来一定的偏差。

3. 非盲研究

非盲研究一般为开放试验，是指研究者和患者都知道患者所用的试验药物分配情况。相比于单盲研究和双盲研究，开放试验相对来说偏差更大。

22. 我参加临床试验有哪些权利?

参加临床试验的患者通常有以下权利:

1. 生命健康权

生命健康权是指患者的生命安全在临床试验过程中有权得到保障,这是患者最重要、最基础的权利,不会因参加临床试验而遭受不必要的健康损害。

2. 知情同意权

知情同意权是指患者有权利获得跟临床试验研究有关的信息,包括整个试验具体实施的过程,自己需要注意什么,有哪些风险和获益等。患者在充分了解临床试验的基础上,根据自主意愿权衡试验风险和收益并最终做出选择。

3. 隐私权

隐私权是指患者参加试验及其在试验中的个人资料均属保密信息,试验各方应采取一切措施保护患者的隐私。

4. 自愿参加和退出权

自愿参加和退出权是指患者参加临床试验完全出于自愿,若同意参加临床试验,应签署知情同意书。患者有权在任何时候、因任何理由选择退出试验。

5. 因参加临床试验花费时间及造成不便而获得补偿的权益

如我国法规要求,与试验相关的检查和试验药物,由申办方(主要是药厂,个别情况下也可能是医院)提供,患者将获得免费的研究相关检查和试验药物治疗；有一部分试验如需要患者额外采血或多次往返医院访视检查，患者可能会得到适当的营养补助及交通补助。

6. 参加临床试验受到损害时获得免费治疗和补偿的权益

根据《药物临床试验质量管理规范》，如果发生与研究相关的损害或死亡，申办方应当承担诊疗费用及做出相应的补偿。

23. 我参加临床试验有哪些义务？

肿瘤患者参加临床试验享有相应的权利，同时也应当尽到相应的义务。因为新药在上市前是未知的，有很多不确定性和安全风险。履行必要的义务，是为了避免不确定因素带来的风险，从而更好地保障受试者的权益，让试验更安全地开展。

每个试验都有各自的特点，要求受试者履行的义务都不大一样。参加临床试验的受试者需要履行的义务。大致包含以下几点：

（1）当受试者签署过知情同意书后，需要提供有关自身病史和当前身体状况的真实情况，配合研究者按照研究方案进行各种检查，按照医嘱完成试验。

（2）如实向研究者反馈自己的感受和身体的状况，按时服药和治疗，不可以随意改变药物的剂量，也不可以随意停止用药，不使用研究者明确交代禁止使用的药物或食物。

（3）个人行为遵循研究者提醒的要求，例如采取避孕措施，不抽烟、不喝酒等。

（4）不擅自使用其他药品或治疗措施，如有需要，应告知并咨询研究者。

（5）若研究中有日记卡等形式的记录本，受试者须按照研究者的要求按时完成日记卡的填写并按时参加随访，在每次随访时都应当归还未用完的试验药物及其包装。

（6）若不能及时参加治疗或者随访，受试者须提前告知研究者，并按照研究者的建议进行后续的治疗和随访。

24. 我应该如何正确认识肿瘤临床试验?

近年来,我国肿瘤治疗水平不断提升,同时,抗肿瘤药物的研发也在高速发展中,一大批我国自主研发上市的抗肿瘤药物相继问世,并被应用于临床一线。在我国,参加肿瘤临床试验早就不是当"小白鼠"了。

对于晚期肿瘤患者而言,参加临床试验之前,能够使用的已上市药物往往都疗效不佳或者没有效果,参加临床试验无疑为其提供了一次新的治疗机会,同时,也可以减轻患者的经济负担(在一定程度上可以减轻肿瘤治疗的费用支出)。在很多大医院,参加肿瘤临床试验的患者,会被优先安排住院及进行各项检查与治疗,同时,研究者和护士也会更多地关注患者的病情变化及治疗安排。

参加临床试验,虽然有机会获得新的治疗方案,但相比于已上市的老药,试验新药或者新方案的毒副作用的确存在一定的不确定性,研究者掌握的信息不一定全面。不过也不用太担心,对于已知及潜在的毒副作用,研究者会做好预案,一旦发生便会及时处理。另外,研究者会在患者参加试验前,充分告知风险与获益,同时严格评估患者的身体情况是否适合参加试验。因此,参加临床试验总体的风险是可控的。

此外,由于临床试验的严谨性,相比于普通治疗,临床试验可能会要求患者投入更多的时间和精力,例如经常去试验点、更多的检查治疗、定期的复诊、复杂的用药要求、访视次数增多带来的不便等。临床试验过程中，标本采集的增多，可能会让患者感到不舒服，增加患者的一些痛苦。当然，研究者一般都会在患者参加试验前就告知他们。

肿瘤临床试验
筛选入组篇

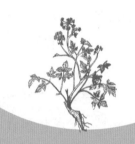

25. 什么是伦理审查?

伦理审查是为了确保研究者维护受试者的权益。有时研究者缺乏保护受试者的意识,或者研究者自身的不同身份之间有利益冲突,比如他作为研究者有研究的义务,同时他作为医生又有着治疗的义务,这两者之间可能会发生冲突。而受试者自身,也较难去保护自己和审查一项临床研究,所以需要伦理委员会来把关。同时,伦理委员会也会审查并保证研究资金的恰当使用,这一系列的审查操作其实也是在保护研究机构和研究者。

伦理审查是一个过程,这个过程中,一群观点不同的人在一起审查研究计划的伦理可接受度。凡是涉及人的生命科学和医学研究,均需要伦理委员会审查。这里提到的"涉及人的生命科学和医学研究",既有干预性研究(比如研究某药物或手术治疗肿瘤的疗效),也包括(直接或间接的)观察性研究(比如研究吸烟人群的肺癌发生率相较于不吸烟人群是否上升),同样也包含了使用人的样本和数据的研究。

2023 年 2 月,国家卫生健康委、教育部、科技部、国家中医药管理局联合发布了新版的《涉及人的生命科学和医学研究伦理审查办法》。与 2016 年版相比,新版进行了优化完善,为不同研究主体开展涉及人的生命科学和医学研究提出了统一的遵循原则,主要包括以下几点:

(1)扩大伦理审查适用范围。

将"涉及人的生物医学研究"拓展为"涉及人的生命科学和医学研究",将涉及人的生命科学研究纳入管理范围。扩展管理对象包括医疗卫生机构、高等学校、科研院所等,并按照行政隶属关系,明确伦理审查的监管职责。

(2)建立委托审查机制。

允许委托有能力的伦理审查委员会开展伦理审查,明确未设立伦理审查委员会的机构可以书面委托区域伦理审查委员会或者有能力的机构伦理审查委员会开展伦理审查。

(3)优化伦理审查规范,细化知情同意程序。

细化对无行为能力、限制行为能力的研究参与者知情同意过程的规定;根据生物医学研究进展和生命伦理学进展,将"受试者"拓展为"研究参与者",强化对人的尊重,扩大保护范围;平衡规范和创新,设立"免除伦理审查"制度安排;对伦理审查的时限做了细化规定,以进一步提高效率。

26. 为什么要进行伦理审查?

我们先了解一下伦理审查的由来。历史上曾经发生过许多惨无人道的人体实验,比如第二次世界大战期间,德国纳粹进行了一系列人体实验:大量犹太人、吉卜赛人等被迫参与高压、真空、海水、冷冻、截肢、传染病、毒气、辐射等人体实验。在1932~1945 年,大量中国人因日本 731 部队进行的人体实验而死亡,日本人对被迫参与的受试者进行了鼠疫、炭疽、伤寒、活体解剖、冷冻、高压、真空等残酷的人体实验。自 1932 年起,由美国公共卫生部门资助的臭名昭著的梅毒试验,在美国亚拉巴马州农村的非洲后裔中建立了试验组和对照组。当时有数百人感染,这些受试者却未被告知自己到底得了什么病,为了观察这一疾病的自然进程,研究者也未提供任何当时的标准疗法。

第二次世界大战结束后,1946年纽伦堡军事法庭审判了纳粹军医等战犯。1947年,法官们根据对审判的解释撰写了《纽伦堡法典》。该法典是第一部规范人体实验的法典,开篇第一句话就是:"人类受试者的自愿同意是绝对必要的。"1964年,世界医学会首次发布了《赫尔辛基宣言》,后又几经修订,其中明确了:参与医学研究的医生有责任保护受试者的生命、健康、尊严、公正、自我决定的权利、隐私和个人信息的保密。保护受试者的责任必须由医生或其他健康保健专业人员承担,绝不能由受试者本人承担,即使他们给予同意的承诺。《赫尔辛基宣言》是规范人体试验的第二个国际文件，比《纽伦堡法典》更加全面、具体和完善。

　　美国政府于1974年专门任命了国家委员会，以期对保护生物医学及行为研究中的人体受试者提出切实可行的建议。其主要任务为明确适用所有人体研究的基本伦理原则，以及确保在研究中贯彻执行这些原则。该委员会于1979年出台了《贝尔蒙报告》。在《贝尔蒙报告》中，确立了三项研究伦理的基本原则——尊重、有益/不伤害、公正。该报告明确了医疗和研究之间的分界线。由此，在涉及人的生物医学研究开展前，首先需要伦理（审查）委员会对研究方案等材料进行审查。

27. 什么是伦理委员会?

伦理委员会由拥有多学科专业背景的委员组成,包括生命科学、医学、生命伦理学、法学等领域的专家学者和非研究医院的社会人士。伦理委员会的宗旨是保护研究受试者的权利和福祉。根据相关国家法律、法规、规章以及公认的生命伦理原则,为涉及人的生命科学和医学研究提供独立、及时、公正和透明的伦理审查,以保证受试者的尊严、安全和权益,确保研究在科学、伦理和规范方面符合国际和国内相关规范和指南,增强公众对研究的信任和支持。

通俗地说,伦理委员会是一个临床试验的公益机构组织,其存在的意义就是保障广大参加试验的受试者的安全和利益。

当伦理委员会收到一项临床研究递交的审查资料后,会重点审查以下内容:

(1)研究是否符合相关法律法规。

(2)研究者的资质是否符合要求。

(3)研究方案是否科学并具有社会价值。

(4)受试者的选择是否公平。

(5)受试者的风险获益是否合理,可能承受的风险是否有预防和应对措施。

(6)知情同意书提供的有关信息是否充分、完整、易懂,获得知情同意的过程是否合规、恰当。

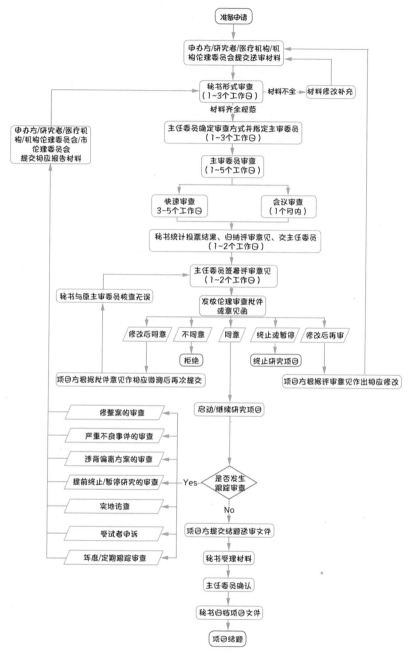

伦理审查流程

（7）研究是否充分体现了对受试者的权利保障。

（8）研究结果是否发布，方式、时间是否恰当等。

28. 什么是知情同意?

　　第二次世界大战中,德国纳粹和日本法西斯用抓获的战俘和平民做医学毒气和细菌武器实验,残害了许多无辜的生命。战后,医学界人士正视人类医学史上这种罪恶,郑重提出了《纽伦堡法典》。1964 年 6 月,世界医学会发布的《赫尔辛基宣言》强调了受试者的知情同意权,医生应该尊重受试者的这一权利。知情同意既是医生的义务,也是受试者的权利。那么,什么是知情同意呢?

　　知情同意是指肿瘤患者在被告知所有与试验相关的、可影响其参加试验意愿的信息后,自愿同意参加试验的过程。此过程通过备案由患者签名并注明日期的书面知情同意书来完成。在获得知情同意的过程中,患者和研究者应注意以下几点。

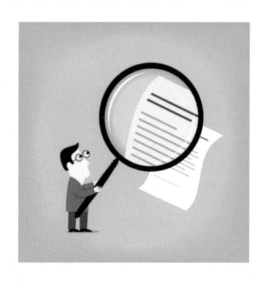

（1）患者须知及知情同意书的文字应简明易懂，避免使用晦涩难懂的医学术语，以便患者对试验过程及试验用药物有清楚明确的了解。

（2）需要研究者或其指定的某些有资格的专业人员来完成获得受试者知情同意的过程。

（3）即使某些检查为常规医疗的一部分，也应在对患者采取任何试验相关的检查及治疗措施前获得知情同意书。

（4）如果试验需选择儿童或无法亲自给出知情同意书的患者，如有智力障碍、精神障碍的患者时，获得知情同意的过程应有独立的证人参与，并由此患者的合法代理人代为签署知情同意书。

29. 什么是知情同意书?

知情同意书在临床试验过程中既有必要又非常重要,其存在的目的是更好地保护受试者的权益。知情同意书中既有伦理道义和法律条例,又有临床研究项目的具体信息。

自 2021 年 1 月 1 日起施行的《中华人民共和国民法典》第一千零八条规定,临床试验要"向受试者或者受试者的监护人告知试验目的、用途和可能产生的风险等详细情况,并经其书面同意",所以知情同意书是一份具有法律效力的文书。

《药物临床试验质量管理规范》指出:"知情同意,指受试者被告知可影响其做出参加临床试验决定的各方面情况后,确认同意自愿参加临床试验的过程。该过程应当以书面的、签署姓名和日期的知情同意书作为文件证明。"知情同意书是研究者和患者交流研究项目内容的基础,所以对临床试验的风险和获益信息

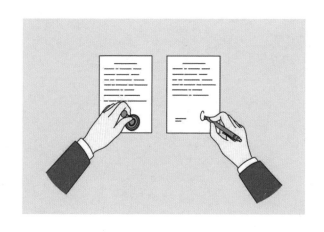

必须清楚无误地表达出来。知情同意书的要素包括研究内容介绍、研究可能带来的风险和不便、预期获益或不能获益的可能性、医疗保护（其他备选治疗或疗法）、参加研究可能获得的补偿、受试者权利、参与研究后如何配合研究人员完成每次任务、患者的隐私数据如何保密，以及特殊情况的告知。

30. 签署知情同意书时应当注意哪些方面?

当患者拿到一份知情同意书时,应仔细阅读或倾听研究者的讲解。遇到不懂的、不清楚的信息,患者可随时向研究者询问。拿不定主意时,患者也可以与家人、朋友商量,请他们帮忙一起分析参与研究的利弊,这样可以更好地帮助自己做出决定。签署知情同意书的整个过程都是患者自愿的,如果不想参与研究或者随时退出研究,患者也应当知道自己的权益不会受到任何损失,也不会受到歧视。

最后,患者同意参加试验并签署知情同意书(一式两份,一份由患者自行保存,另一份由研究者保存)后,应当妥善保管好自己的那份知情同意书,以便有疑问时向研究者咨询或请求伦理委员会的帮助。这也是患者维护自身权益的有效措施之一。

31. 家属是否可以代签知情同意书？

一般情况下，知情同意书需要患者本人签署，但如果患者是无民事行为能力的人（包括不满 8 周岁的未成年人及不能辨认自己行为的成年人，比如患有严重精神障碍的患者）或者在紧急情况下患者本人无法签字（如昏迷状态）时，需要患者的监护人代签知情同意书。如果患者是限制民事行为能力人（包括 8 周岁以上的未成年人和不能完全辨认自己行为的成年人，比如间歇性精神失常的患者。如果患者是 16 周岁以上的未成年人，以自己的劳动收入为主要生活来源的，视为完全民事行为能力人），知情同意书上患者本人及其监护人都要签字。

还有一种情况就是，患者本人或者监护人是文盲的，应当由一位公正的见证人见证整个知情同意过程，研究者应该向患者或其监护人、见证人详细说明知情同意书和其他文字资料内容。如患者或者其监护人口头同意参加试验，在有能力的情况下应当尽量签署知情同意书，见证人还应当在知情同意书上签字并注明日期，而这个见证人是独立于临床试验的第三方，与研究者和患者都没有利益关系。

32. 什么情况下，我需要再次签署知情同意书？

签署知情同意书后，患者将正式被纳入研究过程。当研究方案和知情同意书中的信息发生实质性的变更，如试验的内容和流程有调整、出现新的安全性信息，更新后的研究方案和知情同意书获得伦理委员会的批准后，处于筛选期和治疗阶段的患者须再次签署知情同意书，并按照最新的要求完成后续的治疗和随访。例如，某肿瘤药物临床试验在患者签署第一版知情同意书后，临床试验执行过程中，研究者发现其中一个环节需要由抽血改为组织穿刺活检，简单修改临床试验方案及流程，同时同步更新知情同意书，并报伦理委员会审核通过后，须请患者再次签署知情同意书。另外，与研究相关的风险有实质性增加，或者研究参与者的民事行为能力等级有提高，这两种情况下患者也是需要再次签署知情同意书的。但患者如果处于后续的生存随访阶段，往往不便返回原来的研究医院进行现场访视，当知情同意书的修改内容与患者安全或后续诊疗相关时，研究者可以通过电话或其他远程形式取得患者的知情同意。

33. 在试验中如何保护我的隐私？

临床试验患者的隐私保护，是临床试验的重要部分，也是很多患者非常关切的问题。如前文所述，临床试验中患者的隐私权是其应有的权利，受到法律的保护。

第一，研究者在取得患者知情同意的时候，需要选择单独密闭的办公室，仅试验相关人员可以入内，其他人不能进入。

第二，在临床试验执行过程中，研究团队将为每一位临床试验患者分配特定编号（类似于身份证号），后期上传的相关数据都归在这个特定编号下，患者的姓名、身份证号、电话号码、家庭住址、住院号、医保信息、职业信息等个人信息都将不会出现在临床试验的收集数据当中。在必须向外部发送相关文件的时候，如上报严重不良事件等情况，需将与患者相关的隐私信息掩盖处理后再发送。

此外，每一个试验方案中还要针对该临床试验自身情况，做好患者个人隐私的专项保护工作。

34. 在试验中如何保证我的安全?

　　首先,在首次进行人体临床试验前,新药都会先经过一系列相关的动物实验验证和有效性评估,以保证其在临床试验中的安全性。药物临床试验开展之前,国家及开展临床试验的医院的伦理委员会都会严格审核新药现有资料,充分评估开展药物临床试验的利弊,只有在确定新药临床试验对于患者而言利大于弊后,才会同意开展。

　　其次,临床试验在开展过程中,研究者和申办单位将严格遵守《药物临床试验质量管理规范》的相关要求,对于该药物在临床试验期间所发生的任何非预期的严重不良事件,都会及时上报至国家药品监督管理局,同时及时提交至各参加医院单位,以确保研究者和药物安全监测部门可以第一时间获知这些新药非预期的严重不良事件,根据审核结果,确定这项临床试验是否可以继续进行。

　　再次,开展药物临床试验的研究医院必须是经过国家药品监督管理局审核认证的临床试验机构,在获得认证的临床试验机构中开展临床试验,能够为患者参加临床试验提供充分的医疗保障。

　　最后,在任何一项注册类新药临床试验开始前,试验发起的申办方一般都会为患者购买临床试验保险,用以保证患者一旦不幸在临床试验过程中受到伤害,可以最大限度地保护患者的利益。

35. 研究者和医生有什么区别？

我们平常去医院看病时所接触到的医生，是依法取得执业医师资格或者执业助理医师资格，经注册在医疗、预防、保健机构中执业的专业医务人员，他们一般具备一定的医疗执业水平、良好的职业道德和身体素质。但并非所有的医生都了解或者参与过临床试验。

研究者是临床试验的负责人，他们首先必须是医院里合格的执业医师，具有相应的专业知识和经验。他们还需要经过《药物临床试验质量管理规范》及医学伦理等相关知识培训，并且获得国家承认的药物临床试验质量管理规范（GCP）培训合格证书。所以他们不仅要具备研究相关的专业知识能力，还要熟悉并遵守国家有关法律法规与道德规范。

临床试验需要遵循许多科学规范和伦理要求。严谨的肿瘤临床试验需要研究者具备深厚的学科知识背景，熟知肿瘤的发生、发展规律，这样才能进行合理的研究设计，避免因设计问题的不妥而对患者造成不必要的损害。同时，试验过程也需要有效、规范地实施，如筛选目标患者，在其入组后进行治疗、观察、随访等一系列操作。所以临床试验要求较高，也比普通诊疗更为复杂。这也解释了为什么我们常说"临床试验中一个医生花费在一个患者身上的时间，可能是普通诊疗的 3~5 倍，甚至更长"。

36. 研究者应当具备什么条件?

研究者,是指实施临床试验并对临床试验质量及受试者权益和安全负责的试验现场的负责人。

根据《药物临床试验质量管理规范》第四章第十六条的规定,研究者需:

(1)具有在临床试验机构的执业资格;具备临床试验所需的专业知识、培训经历和能力;能够根据申办者、伦理委员会和药品监督管理部门的要求提供最新的工作履历和相关资格文件。

(2)熟悉申办者提供的试验方案、研究者手册、试验药物相关资料信息。

(3)熟悉并遵守《药物临床试验质量管理规范》和临床试验相关的法律法规。

(4)保存一份由研究者签署的职责分工授权表。

(5)研究者和临床试验机构应当接受申办者组织的监查和稽查,以及药品监督管理部门的检查。

(6)研究者和临床试验机构授权个人或者单位承担临床试验相关的职责和功能,应当确保其具备相应资质,应当建立完整的程序以确保其执行临床试验相关职责和功能,产生可靠的数据。研究者和临床试验机构在授权临床试验机构以外的单位承担试验相关的职责和功能之前应当获得申办者的同意。

最关键的是，研究者应当对患者心怀同情和关爱，真正热爱临床试验，发自内心地愿意去帮助患者，并且时刻将参加临床试验的患者的生命安全及研究质量放在第一位。

37. 研究医院（中心）应当具备什么条件?

研究医院（中心）应当在进行药物临床试验备案并获得批准后方可进行临床试验。临床试验机构应当设立相应的内部管理部门，承担临床试验的管理工作。

根据2019年12月1日发布的《药物临床试验机构管理规定》，药物临床试验机构应当具备的基本条件包括:

（1）具有医疗机构执业许可证，具有二级甲等以上资质，试验场地应当符合所在区域卫生健康主管部门对院区（场地）管理规定。开展以患者为受试者的药物临床试验的专业应当与医疗机构执业许可的诊疗科目相一致。开展健康受试者的Ⅰ期药物临床试验、生物等效性试验应当为Ⅰ期临床试验研究室专业。

（2）具有与开展药物临床试验相适应的诊疗技术能力。

（3）具有与药物临床试验相适应的独立的工作场所、独立的临床试验用药房、独立的资料室，以及必要的设备设施。

（4）具有掌握药物临床试验技术与相关法规，能承担药物临床试验的研究人员;其中主要研究者应当具有高级职称并参加过3个以上药物临床试验。

（5）开展药物临床试验的专业具有与承担药物临床试验相适应的床位数、门急诊量。

（6）具有急危重病症抢救的设施设备、人员与处置能力。

（7）具有承担药物临床试验组织管理的专门部门。

（8）具有与开展药物临床试验相适应的医技科室，委托医学检测的承担机构应当具备相应资质。

（9）具有负责药物临床试验伦理审查的伦理委员会。

（10）具有药物临床试验管理制度和标准操作规程。

（11）具有防范和处理药物临床试验中突发事件的管理机制与措施。

（12）卫生健康主管部门规定的医务人员管理、财务管理等其他条件。

药物临床试验机构为疾病预防控制机构的，应当为省级以上疾病预防控制机构，不要求以上条件中的第（1）、（5）、（6）条。

38. 如何报名参加适合我的肿瘤临床试验?

目前,我国开展的肿瘤临床试验基本都集中在大型三甲医院,尤以北京、上海、广州、南京、深圳、武汉、成都等大城市的三甲医院为主。患者如果在上述城市的大型三甲医院就诊,可以就地询问自己的主管医生是否有合适的临床试验,医院门诊、病房或者公共区域也会经常张贴临床试验患者招募的信息;患者如果没有在上述医院就诊过,则可以通过医院的官方网站、官方公众号、小程序等新媒体渠道了解,一般大型三甲医院都会定期发布临床试验招募信息,供有需要的患者查询。

除此以外,还可以通过一些知名专家、教授的个人社交平台了解最近的试验招募通知。同时,也要"留个心眼",以防因为参加试验心切而上当受骗。

39. 如何深入了解我所参加的临床 试验的详细信息?

所有的注册研究在开展前都要向国家药品监督管理局药品审评中心申报,其申报信息会在国家药品监督管理局药品审评中心官方网站(https://www.cde.org.cn)上公示,以方便患者和医生进行查询。查询时可以通过输入试验名称或试验药物(可能是代号)或者治疗的癌种等方式进行。

此外,大部分注册研究和 IIT 研究(研究者发起的临床研究)也常常会在中国临床试验注册中心(http://www.chictr.org.cn)和美国国立卫生院的临床试验网站(https://clinicaltrials.gov)——世界

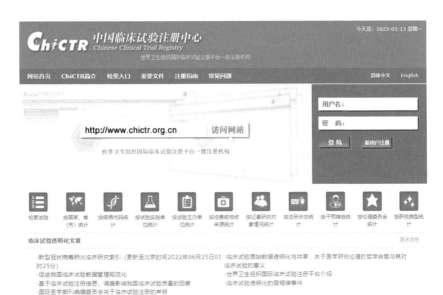

上最大的临床试验注册中心上登记注册。值得注意的是，美国国立卫生院的临床试验网站是全英文网站，可能需要有一定英语基础的家属或者朋友协助查询。

另外，世界卫生组织和荷兰、新西兰等国家也有开放的临床试验注册平台，但一般研究者较少使用。还有一些研究因为种种原因没有进行注册，尤其是 IIT 研究，所以也存在部分研究查询不到注册信息的情况，如果患者想做详细了解，可以直接联系负责自己临床试验的医生进行咨询。

40. 报名参加临床试验后可以 直接入组吗?

不可以。

每一个针对不同癌种、不同阶段的临床试验,都有特定的入选标准和排除标准,一方面是为了减少不同肿瘤患者身体及疾病的差异性,提高疗效和安全的可靠性;另一方面是经过筛选,研究者能够得到更具代表性的符合研究目的的肿瘤患者。

患者报名参加临床试验后,需要带齐所有的诊疗资料,包括既往门诊及住院治疗病历资料、病理及基因检测资料、治疗方案、检查和检验结果等,并交给研究者。研究者查看完患者的病历资料后,若认为其初步符合临床试验的客观要求,经患者确认,便可签署知情同意书,然后按照方案的流程做入组前的相关检查,进行筛选后只有符合要求的患者才可以入组。

41. 不签署知情同意书可以进行筛选吗?

不可以。

患者报名参加临床试验后,必须先签署知情同意书,完成知情同意后,方可按照研究方案的流程要求进行筛选,根据研究方案设计的入选、排除标准进行相应的检查,明确最终是否可以被纳入研究。例如,在某项肿瘤临床试验中,研究者没有完成患者的知情同意就对其进行了上腹部增强 CT 检查,患者因对造影剂过敏产生了额外的诊疗费用,形成了不必要的医疗纠纷,也严重侵犯了患者自身的权益,这种情况也严重违背了《药物临床试验质量管理规范》的要求。上述行为及后果的发生,其根源就是没有落实先完成知情同意再开展研究筛选的规定。

42. 参加临床试验的筛选时间是多久？

临床试验筛选时间一般取决于患者完成研究方案所规定的检查的时间，研究者及护士会尽可能紧凑地安排各项检查时间，缩短筛选期，使患者能够尽早完成相关检查。一般而言，肿瘤患者完成筛选的时间不会超过1周。

另外，不少肿瘤患者会定期进行血常规及血生化等检验，上述情况在筛选中有时不必重复进行。有一部分检查结果允许在一定的时间范围内通用，比如血常规、血生化、凝血功能等的检查结果一般允许在1周内通用，传染病检测、心电图、CT以及MRI等影像学检查的结果一般允许在4~8周内通用，但是不同的研究方案对上述检查指标要求的时限会有不同，这些都需要患者根据具体的研究方案和研究者确认。

肿瘤患者应在签署知情同意书之前，详细了解筛选流程和时间进度，如某项研究筛选流程过于复杂或耗时较长，超过了患者的承受范围，患者也可以拒绝参加该项研究。

43. 参加筛选是否会延误治疗？

一般不会。

事实上，所有患者在参加临床试验之前，医生都会根据其现有的疾病诊断及辅助检查等情况，结合试验方案要求，安排患者完成一系列筛选检查。医生在取得筛选检查结果后，会评估患者是否满足试验方案规定的要求，如满足，则安排其入组，并开始进行治疗。通常从筛选到开始治疗，所需的时间不会比常规治疗更长，一般不会超过 2 周。

但在一些特殊情况下，患者也可能要多等待一些时日。比如，需要基因检测或者重新进行病理检查等，需要等待过去服用的其他药物在体内消除，在这种情况下等待时间一般也不会超过 1 个月。

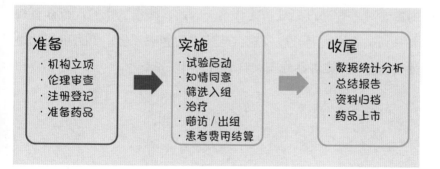

44. 筛选时，为何要进行多项与肿瘤无关的检查？

临床试验筛选是指研究者根据患者的病史及检查检验结果等进行入组资格确认的程序。筛选是为了确保患者的安全和疗效，同时也是确保临床试验符合《药物临床试验质量管理规范》和试验质量的重要环节。

从疗效验证的角度考虑，需要筛选潜在的可能从试验药物中获益的肿瘤患者。每种药物都有其作用机制，例如，有的药物是分子靶向药，在筛选期间就需要明确患者是否有某基因突变，若患者无该基因突变，则可能完全起不到治疗作用；从安全性角度考虑，"是药三分毒"，每种药物都有一定的毒性，需要筛选出用药风险相对较小的人群，例如，有的抗肿瘤药有一定的心脏毒性，则需要对患者进行心脏功能评估。因此，筛选工作的规范性直接关系到试验的顺利开展及对试验药物的客观评价，更为重要的是关系着每一位患者在临床试验期间的用药安全。

45. 不符合试验入组条件该怎么办?

患者在签署知情同意书后,可按照研究方案的要求进行筛选,研究者需要根据筛选的结果来决定患者是否可以最终参加该临床试验。如果不符合试验入组条件,那么患者该怎么办呢?

一般会有以下两种情况。

第一,患者仅有个别项目不符合要求,经过短时间的饮食或者药物治疗可以快速康复,达到筛选条件要求,经再次筛选评估后可以正式入组。比如,首次筛选时发现甘油三酯偏高,可以通过饮食调整或者烟酸类药物进行对症治疗。

第二,患者因病情或其他原因导致短期内无法达到筛选条件要求的,则不能参加该临床试验。但是研究者也会根据患者自身的病情按照常规诊疗方法对患者进行诊疗,或者建议其到专科进行对症处理,或者推荐其参加其他可能合适的临床试验,从而保障筛选失败的患者的权益。

46. 我可以和我的家人参加同一个临床试验吗？

可以。

法规中并未明确规定不允许同一家庭多人参与同一临床试验，所有人都有参加临床试验的权利。但是，患者及其家属都应当事先充分了解试验的全过程以及可能存在的风险与获益。此外，患者在签署完知情同意书后，其身体状况还需要满足试验的筛选条件，才能最终参加试验。

虽然原则上是可以的，但是现实中一般不建议患者及其家人这样做，主要考虑的是以下几点：第一，如果参加的临床试验是盲法试验，家庭中多人参加可能会增加破盲的概率；第二，如果试验药物是可以带回家服用的口服药，则存在药物混用的风险；第三，如果家庭中多人同时参加同一个临床试验，则还需要综合考虑家庭照顾及工作协调问题，应尽可能减轻临床试验给家庭生活带来的负担，使家庭的利益最大化。

47. 我可以在任意时间退出试验吗?

可以。

根据《中华人民共和国民法典》和《药物临床试验质量管理规范》的规定,患者可以在试验的任何阶段随时、无任何理由退出试验而不会遭到歧视或者报复,其医疗待遇与权益不会受影响。这是法律赋予每位参加临床试验的患者的权利。

由于患者退出临床试验可能影响试验药物疗效和安全性的评估,所以在退出试验时,患者有义务告知研究者并积极配合其进行末次检查,并说明退出原因。虽然患者已经退出了研究,但在相关法律法规允许范围内,其在退出之前已获得的研究资料仍可能被采用。

48. 我可以自行选择治疗分组吗？

不可以。

除了单臂临床试验外，为了避免偏倚，临床试验中往往会对患者进行随机分配组别。因此患者是不可以自行选择自己在哪个组别的，既有可能会在试验组，也有可能会在对照组。如果在治疗组，则既有可能在高剂量组，也有可能在低剂量组。但是不用担心，随机的前提是无论是对照组还是试验组，其治疗方案都是科学和安全的。即使是对照组，对其的治疗也是目前治疗指南下的最标准治疗（只有在没有标准治疗可供选择时，才会采用安慰剂或者空白对照）。而试验组就更不用说了，其治疗方案是已经足够安全到可以进行临床试验的。

49. 儿童参加肿瘤临床试验的注意事项有哪些？

儿童是临床试验重点关注和保护的对象，因为儿童作为一个特殊的群体，其生长发育均处于高速阶段，这就造成了儿童的病理和生理状况等有着自己的特点，与成人有着显著差异。同时，儿童的脏器功能与成年人相比还不够成熟、稳定。这些情况导致了儿童在用药过程中较成人有更大的风险。

知情同意过程应充分考虑儿童患者本人的意愿，如果儿童不同意参加，就需要尊重他/她的决定。此外，考虑到儿童语言表达的生理特点，尤其是低龄阶段（2岁以下）的儿童，有时无法表达或者无法正确表达自己的想法，所以在参加临床试验期间，患者家长需要格外地关注儿童的身体状况。在治疗过程中，家长若发现儿童有与原疾病无关的表现，或出现与药物治疗相关的异常反应时，须及时与研究者联系。对于年龄稍大一点的儿童，研究者和家长还需要关注他们在参加试验期间的心理活动变化，多与他们沟通、交流，及时疏导他们的恐惧、无助等负面情绪。

此外，家长应将试验药物放在儿童不能触及的地方，不要与食物放在一起。临床试验中，如果需要家长喂药，那么家长在喂药时不要骗孩子说药是糖果，避免给孩子错误的认知，从而造成不良后果。家长应对儿童进行药物常识性教育，简单介绍一下家里各种包装的药物的作用以及误服的危害性，告知儿童不可自行服用。

50. 老年人参加肿瘤临床试验的注意事项有哪些？

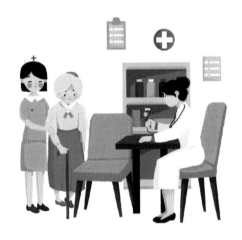

　　老年人通常是心脏病、糖尿病、高血压、白内障等慢性疾病的主要患者群体，60岁以上的老年人因身体器官和功能出现退行性变化，会影响药物的吸收、分布、代谢和排泄，因此，老年肿瘤患者人群本身特点就很复杂。

　　在老年人参加临床试验时，研究者需要考虑到老年人药物代谢的特点，特别是老年人因肝肾代谢功能下降，导致药物或代谢物清除率下降，易造成毒素在体内蓄积，从而造成不良反应发生率上升，因此老年人参加临床试验时必须结合试验的具体要求进行详细且严格的身体评估。同时，试验期间也要注意口服用药剂量和次数，避免漏服、多服或者误服。另外老年人常患多种疾病，要注意合并用药和药物间的相互作用。

　　2023 年 3 月，国家药品不良反应监测中心组织发布的《国家药品不良反应监测年度报告（2022 年）》显示，2022 年药品不良反应 / 事件报告中，从年龄分布看，65 岁及以上老年患者占 32.3%。因此，老年人参加临床试验更应当严密观察不良事件，并进行密切的随访。

51. 育龄期妇女参加肿瘤临床试验的注意事项有哪些？

通常情况下，妊娠期的女性不能参加肿瘤临床试验，所以未绝经、育龄期女性在试验筛选期应进行妊娠检查以排除妊娠患者，常用的方法是进行血清人绒毛膜促性腺激素（HCG）及尿HCG检测。

在临床试验期间，女性患者及其配偶都应采用严格的避孕措施，并根据试验方案的具体要求，在完成末次给药后的规定时间内确保持续避孕。然而并非所有避孕措施的成功率都满足临床试验方案的要求，具体采取怎样的避孕措施才能符合试验标准，可以由患者和研究者进行确认。在临床试验期间，如果发生妊娠，患者需要立即向研究者报告并退出试验，还要和研究者讨论是否终止妊娠，同时要随访妊娠的后续情况。

哺乳期女性一般也应当避免参加临床试验，因为药物很可能有进入乳汁的风险，对婴儿的影响是不可预知的，可能会导致严重的不良后果。

52. 参加临床试验是否会影响我的生育能力？

传统的肿瘤治疗方法，包括手术、放疗或化疗等，术中切除或损伤生殖器官（如女性患者的子宫、卵巢、输卵管和男性患者的睾丸等）会造成永久生育力的丧失或降低，放疗或化疗也都会对敏感、脆弱的卵巢、睾丸组织造成伤害，可导致女性患者的卵巢功能低下乃至卵巢衰竭，以及男性患者的少精子症或无精子症，甚至永久性无精症。加上肿瘤患者治疗时间长，治疗后需随访较长时间才能明确有无完全治愈，疾病治疗的心理、生理压力巨大。所以在一定程度上，肿瘤患者的生育能力会降低。

近年来，一些新兴的肿瘤治疗技术相继问世，比如免疫治疗、细胞治疗等，但它们是否像化疗和放疗一样对生育力有潜在的损害，目前仍不完全清楚。而在肿瘤临床试验中，患者用到的治疗方法既可能是传统疗法，也可能是新兴疗法，还可能是两者的结合。因此，有生育要求的肿瘤患者在参加临床试验前，应充分了解这方面的潜在风险，与研究者充分沟通交流，可以在治疗前选择生育力保存，如女性患者可采取卵子冻存、胚胎冻存、卵巢组织冻存等方法，男性患者可采取精子冻存、睾丸组织冻存等方法。同时，患者在治疗期间也需要配合医生，采取有效的避孕措施。

53. 参加临床试验的患者为什么要避孕？

　　临床试验目前大多涉及新药研究，若临床试验期间患者发生妊娠，可能存在一定的致畸、致癌、致突变的风险。因此，在参加临床试验期间，为了切实保障孕妇及胎儿的安全，男性患者的配偶或者女性患者是需要避孕的。

　　绝大多数临床试验均会在其方案的入选排除标准里规定，受试者应同意采取有效的避孕措施，甚至要求受试者及其配偶有双重的避孕措施，在知情同意书里亦会充分强调预防怀孕的重要性。如果受试者是男性，同样要求其与配偶采取有效的措施来预防配偶怀孕。

54. 试验期间，女性患者或男性患者的配偶怀孕了，怎么办？

正常情况下，参加临床试验的患者都是需要采取避孕措施的，但即使采取了有效的避孕措施，也无法百分之百保证不会怀孕。

如果试验期间男性患者的配偶或者女性患者怀孕，必须立即报告和咨询研究者，根据研究者的建议采取下一步措施。一般在这种情况下，受试者必须退出临床试验，同时要随访受试者或配偶妊娠的后续情况，个别情况下，在胎儿出生后也要随访，甚至一直要随访到孩子成年后。

55. 参加临床试验会影响我的家庭生活吗?

　　患者参加临床试验,尤其是肿瘤临床试验,往往是在末线治疗后做出的无奈选择,患者心理上普遍存在着担忧、迷茫,甚至惶恐不安,家属同时也会产生一定的低落情绪。这时候,家属除了要调节好自身的心理状态以外,还要主动关心和鼓励患者,做好患者最强大的精神支柱和后勤保障。可以毫不夸张地说,"得家人者得天下",要想最终战胜肿瘤,少不了家人的重要作用。因此,参加试验前,最好患者全家人能够达成共识,大家勠力同心,共同抗击肿瘤!

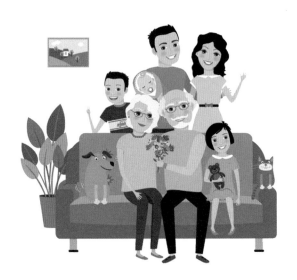

同时，参加临床试验后，患者可能要经常去医院复查、取药、随访等，这会影响他的日常工作与生活，有时也可能会需要家属进行陪同。此外，有一些病情或者化验单的记录工作也需要家人代为操作，也可能会占用家人一定的时间和精力。

56. 参加临床试验收费吗?

参加临床试验是否收费一般是由临床试验的类型决定的。

根据国家颁布的《药物临床试验质量管理规范》等的相关规定,注册研究临床试验用药以及对照药品,包括相应的检查,都是免费的,临床试验也遵循免费原则。当然,有些与临床试验无关的医疗事件是无法免费的,比如患者在参加某肿瘤临床试验期间,不小心被宠物咬伤,需要接种狂犬病疫苗,其中产生的挂号和治疗费用都不在肿瘤临床试验免费之列。

而研究者发起的临床研究,一般很少出现药品及检查全部免费的情况,也就意味着,相比于注册研究,患者参加研究者发起的临床研究经济负担会重一些。研究者发起的临床研究一般更多的是为患者减少一部分诊疗费用或者给患者提供更为便捷、优待的医疗服务等。

费用情况会在知情同意时告诉每一位肿瘤患者,患者也可以当场询问研究者。

57. 参加临床试验可以使用医保吗？

我国医保政策最早的规定可以追溯到 1999 年的《关于印发城镇职工基本医疗保险诊疗项目管理、医疗服务设施范围和支付标准意见的通知》（劳社部发〔1999〕22 号），根据该文件，各种科研性、临床验证性的诊疗项目，都不在国家基本医疗保险诊疗项目支付范围内。其中还特别强调，"对于国家基本医疗保险诊疗项目范围规定的基本医疗保险不予支付费用的诊疗项目，各省（自治区、直辖市）可适当增补，但不得删减"。因此，不少省、自治区、直辖市也就沿用上述管理规定至今，但由于缺乏具体指导细则，导致有的地方在执行上述政策时往往采用"一刀切"的办法，对临床试验期间发生的所有费用都采取不纳入医保报销的范畴的方式。因此造成了大家的误解，认为只要参加临床试验就不能享受医保报销了。

但其实按照对上述文件的理解，患者在参与临床试验期间产生的其他医疗费用，比如常规的床位费、护理费或试验方案没有包含的其他检查、药物及治疗等费用，这些项目并不属于临床试验项目，是可以纳入医保结算范围的。2021 年 8 月，北京市医疗保障局就率先出台文件《关于进一步明确药物临床试验相关医疗费用医保基金支付范围的通知》，对与临床试验相关的医保政策做了明确解释，文件中规定，"基本医疗保险基金不支持试验用药和临床试验相关的医学检查费用，除上述费用之外，参保患者因病就诊产生的其他医疗费用中，符合本市医保基金支付范围的，医保基金按规定予以支付。"

目前，国内部分三甲医院如中山大学肿瘤防治中心等，已经具备强大的费用信息系统，可以做到把患者临床试验相关的费用和其他医疗费用进行精准区分。对患者临床试验相关的费用会直接通过其他渠道进行扣减，使其不体现在医疗费用中，这样就更方便进行非临床试验费用的医保结算。

然而，有些临床试验仍需要患者先行垫付，待患者完成临床试验后，再将试验相关费用通过报销返还给患者。相信在不久的将来，会有越来越多的地区出台相关政策，为广大患者参与临床试验解除后顾之忧。

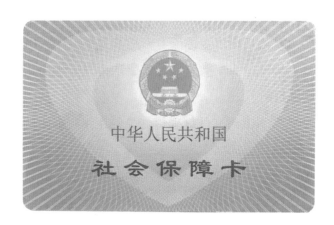

58. 参加临床试验可以使用商业保险吗?

不可以。

商业医疗保险常常可以分为两种:一种是费用型医疗保险,根据保险合同规定的比例,按照投保人在医疗中所有的费用单据总额进行赔付,按照补偿原则进行报销;另一种则是补贴型医疗保险,主要保障被保险人因意外伤害或疾病导致收入减少时的权益,由保险公司按照规定进行补贴。

目前,患者自己购买的商业保险一般不理赔与临床试验相关的诊疗费用,也就意味着商业保险尚不承担临床试验相关费用。对于在参与临床试验期间产生的其他医疗费用,患者可以在参加临床试验前,咨询其投保的商业保险公司是否可以使用商业保险进行理赔。

59. 参加临床试验有补偿吗?

《药物临床试验质量管理规范》规定，申办者应采取适当方式给予参加临床试验的患者补偿或者赔偿，确保发生不良反应时，患者可以获得及时的治疗以及一定的补偿。

首先，申办者应当承担受试者与临床试验相关的损害或者死亡的诊疗费用，以及相应的补偿，一般包括误工补贴、采血补贴、营养补贴、交通补贴、依从性补贴等。

其次，申办者提供给受试者补偿的方式方法，应当符合相关的法律法规，并且应当及时兑付给予受试者的补偿或者赔偿。

再次，申办者应当免费向受试者提供试验用药，支付与临床试验相关的医学检测费用。

最后，申办者应为受试者购买临床试验保险，受试者发生与临床试验相关的不良反应或死亡时，应保障受试者或其家属能够获得及时有效的赔偿。

不过，《药物临床试验质量管理规范》只适用于为申请药品注册而进行的药物临床试验。受试者参与的若是其他类型的药物临床试验，则需要向申办者确认是否有补偿。

60. 试验的经济补偿标准是如何确定的？

由于药物临床试验在我国尚属新兴产业，法律规范对药物临床试验相关的补偿与赔偿标准尚不明确，也没有相应的指导性案例，因此，客观地说，目前尚无有针对性的补偿标准可供遵循或参考。

原则上，补偿金额应该与受试者和研究者花费的时间、参加试验所造成的不便等成正比，实践中大多采用填平的原则，避免因补偿金额过高对受试者构成过度劝诱，补偿金额也不应与临床试验的风险水平相关，具体标准需要以签署的知情同意书为准，也需要经过伦理委员会的批准。

61. 参加临床试验，我应该如何调整心态？

　　肿瘤治疗对于大多数患者来说，都是一个漫长而痛苦的过程，且患者及其家属的心理与经济负担很重，参加临床试验往往是最后的选择，有时也可能是唯一的选择，以获得新的治疗方案或标准治疗方案，同时在一定程度上减轻治疗所产生的经济负担。同时，参加临床试验也具有一定的风险，包括治疗无效，甚至产生毒副作用。

　　作为患者，在参加临床试验前，应该和医生充分沟通，自己也需要充分考虑。一旦做好决定，就应该调整好心态，最为关键的是保持一颗平常心，把参加临床试验当作一次普通治疗的尝试，尽量做好使自己能够承受最坏的结果的思想准备。同时，也应该保持积极向上的心理状态。必要时，也可以看看心理专科门诊来调整心态。

肿瘤临床试验
治疗篇

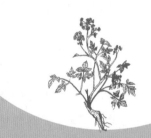

62. 参加临床试验，我一定要住院吗？

不一定。

参加临床试验的患者是否要住院，需要根据具体试验药物的试验期别、药物的剂型、肿瘤分期及患者身体状态等来综合确定。如果患者参加的是Ⅰ期临床试验，对于患者来说，是首次在人体上进行临床试验，考虑到患者的安全及试验流程的复杂性，一般需要患者住院观察，同时会有相应的医生、护士团队负责，一旦出现风险能够及时处理。

而Ⅱ期、Ⅲ期和Ⅳ期试验由于已经清楚可能出现的部分不良反应，所以，如果参加这类期别的患者身体状态经评估尚可，且试验药物为口服剂型，比如很多靶向治疗药物就是口服剂型，可考虑不住院，由门诊开药带回去服用，并定期返回研究医院进行门诊复查。治疗期间，要求患者严格遵从医嘱，当有不良事件时及时和研究者沟通或者回到研究医院，若是遇到非常紧急的情况可就近治疗。如果试验药物是静脉注射的药物，一般都需要住院治疗，具体住院时间长短需要根据试验药物的治疗周期确定，有的只需要住一次，有的则需要反复多次住院，需要结合具体的临床试验来确定，患者到时候听从研究者的安排即可。如果试验药物是肌内注射或者是皮下注射，不同的研究医院和研究者可能做法不一样，有可能安排住院，也有可能需要患者定期返回研究医院门诊进行治疗，注射后观察一段时间便可回家。

临床试验的很多药物是肿瘤患者的末线治疗手段，所以这些肿瘤患者一般都处在肿瘤晚期，并有转移病灶，一般身体状态都欠佳，参与临床试验的风险也相对高一些。这类患者参加临床试验大多需要住院进行，以便研究者能够及时观察和处理不良事件。

　　当然，以上叙述的都是一般情况，具体到每个试验，安排有可能不完全一样。在参加临床试验前，研究者也会详细告知患者。

63. 如果需要住院，我应如何联系床位？

患者在通过临床试验的筛选后，研究团队中会有专门的人员和患者保持联系，并做好床位的安排，同时告知患者何时入院以及入院需要携带的资料等。患者只需要在约定的时间按照要求完成入院的办理即可，入院流程与平时常规的住院流程基本一致。

目前，对于需要患者先行垫付费用的临床试验，绝大部分仍无法使用医保支付，所以，参加医保的患者在入院时，一般需要自费办理入院手续，而非使用医保。

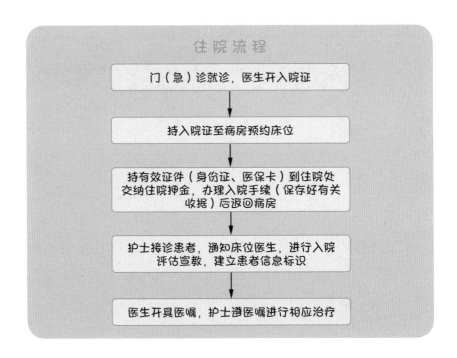

住院流程

门（急）诊就诊，医生开入院证
↓
持入院证至病房预约床位
↓
持有效证件（身份证、医保卡）到住院处交纳住院押金，办理入院手续（保存好有关收据）后返回病房
↓
护士接诊患者，通知床位医生，进行入院评估宣教，建立患者信息标识
↓
医生开具医嘱，护士遵医嘱进行相应治疗

64. 等待床位需要很久吗?

不需要。

能够开展临床试验的研究医院,每个专业科室均具有承担临床试验相适应的床位数,有的医院会专门设置研究型病房,以满足患者的住院需求。相比于常规患者,参加临床试验的患者一般会优先安排床位。考虑到肿瘤临床试验的特殊性,不及时治疗可能会延误病情,所以确实需要住院开展的临床试验,在患者通过筛选期之后,床位基本能够较快落实,患者一般是不需要等待很久的。

65. 使用临床试验药物麻烦吗？

不麻烦。

临床试验药物的使用途径是不确定的，不同的临床试验，药物剂型存在差异。如果临床试验药物是静脉注射、皮下注射或者肌内注射使用的，需要由研究护士执行，患者只需要配合研究护士完成上述操作，并且注意自己在给药过程中及完成给药后是否有任何身体不适，如果有不适，及时告知研究者即可。

现在很多抗肿瘤药物已经被制作成口服制剂，在最大程度上方便了患者服用，也减轻了患者的"皮肉之苦"；口服药由研究团队分发给患者，患者只需要严格按照医嘱服用，不误服、漏服药物，并且坚持完成整个周期的治疗就好。

66. 我该如何保存口服的临床试验药物?

一般来讲，需要住院开展的临床试验药物都保存在专用储藏室或储存柜中，由研究团队专门负责按时发放。

如果是口服剂型的药物，住院期间，研究护士会发放到患者手中，患者需要遵从医嘱，在规定时间内服用。如果一次性发放的是一天的剂量或者整个治疗周期的剂量，患者就需要做好药物保存工作：第一，可以将试验药物做好标记，避免与治疗其他疾病的药物相混淆，导致误服等情况；第二，患者需要做好药物密封工作，保证药物处在阴凉、干燥的环境中，因为有些药品极易吸收空气中的水分，而且吸收水分后很快就会变质，导致药物失效或者服用后产生不良事件。

如果是在门诊开具的，需要患者带回去服用的药物，除了做好标记、密封保存以外，还需要放在家中阴凉、干燥的地方或者冰箱中，因为药物的化学反应会随温度的上升而加快。而阳光中的紫外线也能加速某些药物变质，所以同时也要注意研究者是否交代过药物需要避光保存，具体需要患者结合临床试验药物的保存要求，根据研究团队的指导做好保存。

67. 如果出现漏服、误服、多服试验药物，我该怎么办？

用药依从性是抗肿瘤治疗成功与否的重要保障，提高用药依从性，才能降低临床试验中药物毒副作用风险。不论是住院开展的临床试验，还是门诊开展的临床试验，研究团队都有可能将整个治疗周期的或者一整天的口服型抗肿瘤试验药物发给患者，那么漏服、误服或多服药品的情况就可能会发生。比如，有些患者会忘记服药时间，有些患者会在服药后发生呕吐，有些患者会看错服药要求，有些患者会看错药瓶，等等。

由于试验用药没有药品说明书，所以不会存在针对漏服、多服等情况的处理意见说明，当患者出现上述情况时，唯一的处理办法就是立刻和研究团队联系并说明情况，以便研究团队能够及时处理，不能因为担心可能会被要求退出临床研究而隐瞒事实，擅自决定在下次服用时加倍补服或者少服，以免出现更为严重的情况。

68. 试验期间，我需不需要记录相关信息？

需要。

临床试验期间，研究团队需要详细收集患者在试验过程中出现的一些正常或不正常的生理指标等信息，但由于有些肿瘤临床试验访视周期及间隔较长、试验药物需长期服用，患者回到研究医院进行访视时，回忆具体的信息有可能不准确，所以研究者可能会要求患者每日记录相关信息，就是通常说的"日记卡"。日记卡一般包含临床试验的名称、访视周期、受试者缩写、每次用药剂量、用药时间以及身体发生各种不适的次数、时间、症状、处理方式等内容。通过日记卡的记录，在下一次访视时，研究者就能准确掌握患者在这段时间的经历。

日记卡可以用来帮助患者管理用药，提醒患者准时按照方案规定服用药物并记录服药时间，在用药过程中出现不舒服的时候，患者可以及时记录不良事件的症状、开始时间和结束时间。当需要服用其他药物的时候，患者最好先跟研究者联系，确认这种药物是否为禁忌用药，并及时记录合并用药的名称、用法、用量、开始时间及结束时间。

在参加临床试验期间，准确、细致的信息能够为评价治疗的安全性和有效性提供强有力的数据支持，所以患者一定要确保日记卡填写、记录的相关信息真实、准确、及时，在返回研究医院的时候带上日记卡并交给研究者。

肿瘤临床试验
受试者日记卡

试验名称、方案编号

访视周期

药物随机号

本次随访日期、下次随访日期

不良反应、合并用药情况等

日志卡填写指南 / 填写说明

医院名称

受试者缩写 / 筛选号 / 随机号

研究者姓名、联系方式

文件版本号、版本日期

用药记录（日期、时间、剂量）

受试者签名、研究者签名

69. 试验期间，我需要抽多少次血？拍多少次片子？

　　"抽血"指的是所有通过采集人体血样而进行的血液学检测，包括血常规、血生化、肿瘤标志物等；"拍片"指的是影像科开展的影像学检查，包括超声、CT、MRI等。抽血和拍片检查是临床试验中的受试者筛选、安全性和疗效评估的重要组成部分。

　　患者在入组前完成的检查是判断患者是否达到筛选要求的临床依据。患者在试验过程中的访视所做的抽血检查一方面是为了保证患者在试验中用药的安全，另一方面是用于探索药物代谢动力学（PK）、药物效应动力学（PD）特征等，包括PK采血、PD采血、肿瘤标志物检测等。拍片可以帮助研究者更细致全面地掌握肿瘤生长及退缩的情况。抽血和拍片检查对临床药物的研究十分重要，对患者用药后的整体情况评估更是一种直观和有价值的反映。

　　在开展临床试验的初期，研究团队会讨论该试验方案中抽血和拍片的要求及流程是否合理等，在满足临床试验安全和疗效评估标准的同时计算最低采血量和拍片次数，尽可能降低因抽血和拍片对肿瘤患者身体造成的损害。根据试验方案的不同，采血的次数与时间间隔不同。其中Ⅰ期临床试验用药期会出现密集采血的情况，可能在24小时内频繁留取多次血样，这也是为了更好地了解药物的安全性和疗效。拍片检查次数需要根据不同瘤种、不同治疗方法确定合理的检测间隔时间，一般大型影像学检查（CT、MRI）的间隔时间多为8~12周，但也有一些特殊情况，例如，某些肿瘤生长比较快、恶性程度高，检查间隔就可能短一点；某种药物起效时间比较慢，检查间隔就可能长一点。

　　所以，抽血、拍片的具体次数是根据每一个具体研究方案来确定的，患者在知情同意时也有权了解具体的检查次数和频率，后续则由研究者进行安排，患者配合做好相应的检验检查即可。

70. 试验期间，抽血、拍片等检查会对我的身体造成额外负担吗？

一般不会。

临床试验中，抽血检查的血量只占人体全部血量的极少部分，不需要任何补充和特殊营养，人体完全可自动进行调整和适应。而常见有辐射危害的拍片是 CT 和 X 线检查，只要没有在短期内大量频繁地进行，该类检查给身体带来的辐射均在安全数值范围内，就不会对身体造成过多的负担。而且所有的检验检查都需要经过伦理审查并备案，如果对患者身体有安全隐患，该临床试验也将不会被批准开展，所以患者不必担心。

71. 试验期间，如果我在外地，该如何进行抽血及影像检查？

出于对参加临床试验的患者健康、安全的保护，研究者应当与患者保持密切联系及充分沟通，使其尽可能按时返回研究医院进行复查或复诊。

根据2022年2月国家卫生健康委等多个部门联合印发的《医疗机构检查检验结果互认管理办法》的原则，如果确因客观原因，某一次或某几次复查随访无法到达参加试验的医院，患者可以在当地有验血、拍片资质的二级甲等及以上医院进行临时性检查，并将检查结果及时告知负责试验的研究者。一般来说，检验结果互认的包括血常规、尿常规、粪常规、肝肾功能、电解质、凝血功能、肿瘤标志物等常规化验项目，而检查结果互认的则包括超声、X线、CT、MRI、电生理、核医学等手段对人体进行检查所得到的图像或数据信息。

在此需要注意的是，检查检验结果互认有一定限制，尤其是拍片检查结果不包括当地医生出具的诊断结论，因此，拍片后，患者需要把片子或者电子版的光盘给到研究者，由专业的影像医生进行疗效评估，而不能简单地只把片子的报告单结果拍照发给研究者。

72. 试验期间，定期复诊或复查时遇到节假日该怎么办？

目前绝大多数三级甲等医院节假日也会开设一定时间段的门诊，一些常规复诊或检查往往不受节假日的影响。

患者如果需要住院进行复诊或复查，则应当提前与研究者联系，一般可以采取提前或者顺延几天住院来避开节假日，同时，也可方便研究者安排床位。前后几天的偏差基本不影响后续的治疗或检查，患者不用为此担心。

73. 试验期间，我能获得研究者更多的关心吗？

参加临床试验后，患者会获得研究者更多的关心和照顾。很多研究医院会为参加临床试验的患者提供专门的绿色就诊通道。在住院期间，研究者及护士会密切观察患者的症状和反应，以便及时发现和处理不良事件。对于已经出院或者门诊进行临床试验的患者，医院一般会安排专人与患者沟通联系，进行诊疗安排，以确保患者能够按时、正常地进行随访，并且会密切地观察患者的任何不良事件。

74. 什么是试验的不良事件？

《药物临床试验质量管理规范》第二章第十一条第（二十六）项规定：不良事件，指受试者接受试验用药品后出现的所有不良医学事件，可以表现为症状体征、疾病或者实验室检查异常，但不一定与试验用药品有因果关系。

例如，在某次临床试验过程中，受试者和其家属闹矛盾，情绪激动后发生肢体冲突，导致受试者摔倒，发生肘部骨折。由上述不良事件的定义可知，不良事件必须是医学事件，虽然肢体冲突本身不是医学事件，但患者肘部骨折却是不良医学事件。所以说，不良事件范畴较大，在临床试验过程中任何不良的、与临床试验不相关的医学事件也都属于该范畴，包括车祸、意外伤害、非预期的手术等。

另外，临床试验中若患者出现原有症状加重、病情恶化，出现新症状、新体征、新疾病和实验室异常的情况，都可归属于不良事件的范畴。

75. 什么是试验的不良反应?

《药物临床试验质量管理规范》第二章第十一条第(二十八)项规定:药物不良反应,指临床试验中发生的任何与试验用药品可能有关的对人体有害或者非期望的反应。试验用药品与不良事件之间的因果关系至少有一个合理的可能性,即不能排除相关性。

从总体上来说,药品的不良反应可能涉及人体的各个系统、器官、组织,其临床表现与常见病、多发病的表现很相似,如表现为皮疹、瘙痒、恶心、呕吐、腹泻、发热等。

不良事件经评价,有理由被判断为与所研究的药物有关,则称为药物的不良反应。所以不良事件与不良反应的区别关键在于其是否与试验药物相关。不良反应一定是不良事件,但不良事件不一定是不良反应。

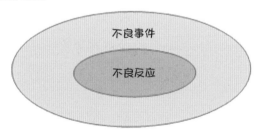

一般来说,药品不良反应是药品的固有属性,所有药品(包括新药)都会存在或多或少、或轻或重的不良反应。不良反应累及器官系统排名前 3 位的依次为胃肠系统疾病、皮肤及皮下组织类疾病、全身性疾病及给药部位各种反应。

76. 发生不良事件后，该如何处理？

　　患者在决定参加一项临床试验前，应该仔细阅读知情同意书，尽可能全面地了解试验相关情况，尤其是将要使用的新药可能会有什么样的不良反应，这些反应是不是很严重等。每个临床试验的研究者都会负责为患者解答各种问题，以及提供必要的帮助，因此，患者一定要保存好他们的联系方式，以便向他们反馈或者求助。

　　在临床试验过程中，当患者出现任何不适的时候，千万不要忍耐和隐瞒，需要马上报告研究者，尽可能详细地描述不适。如果不适是在患者住院期间发生的，研究者会采取相应的措施进行治疗，患者听从研究者的建议即可。如果不适是在患者出院后发生的，当患者的居住地离研究医院较近时，患者可返回研究医院进行处理；当患者的居住地离研究医院较远时，患者可先到附近医院治疗，并告知接诊医生自己所参加的临床试验情况，同时，尽快将自己的相关治疗情况反馈给研究者。

　　在治疗结束后，患者应将治疗记录带给研究者，这样研究者可以更加准确地了解患者的治疗情况，评估后续患者的治疗和用药。

77. 出现不良反应后，是否可以得到免费治疗及补助？

根据国家发布的《药物临床试验质量管理规范》，对于注册研究，申办者应当承担受试者与临床试验相关的损害或者死亡的诊疗费用，以及相应的补偿。申办者和研究者应当及时兑付受试者的补偿或赔偿，申办者提供的补偿方式方法应当符合相关法律法规。虽然《药物临床试验质量管理规范》并没有要求申办者必须购买保险，但目前大多数注册研究都会为患者购买临床试验的保险，所以，一旦发生不良反应，患者是可以得到免费治疗及补偿的。

对于研究者发起的临床研究，建议患者在参加试验前，仔细阅读知情同意书，也可以询问研究者，以明确不良反应发生后，自己是否可以得到免费治疗及补助。客观地说，并不是所有的研究者发起的临床研究都会负责不良反应发生后的免费治疗及补偿。

78. 看其他疾病时医生开了试验禁止使用的药，该怎么办？

因为肿瘤患者很多为老年人，常常合并一些需要药物治疗的基础疾病，如高血压、糖尿病、冠心病等。通常情况下，患者在临床试验期间可以继续使用药物，并做好相关合并记录。如果针对这些疾病的药物有些是患者参加的临床试验的禁忌药物，那么患者应该及时告知研究者。因为患者某种非肿瘤性疾病的治疗常常有很多种药物可以选择，有些药物可能会因与临床试验用药相互作用而产生毒副作用，所以需要避开临床试验规定的禁忌药物，使用其他类型或机制的药物继续治疗。比如，某位肿瘤患者既往有原发性高血压病史20余年，长期使用CCB类降压药硝苯地平，但在参加某一项抗肿瘤新药临床试验时，该药物是该试验的禁忌用药，经研究者评估后，患者可改用ARB类降压药替米沙坦。但如果合并疾病的治疗方法，根据诊疗指南仅有一种机制作用的药物可选，而没有可替代的药物，那么可能会导致筛选失败，患者可以再和研究者交流，看有无其他临床试验可参加。

79. 什么是试验的严重不良事件?

《药物临床试验质量管理规范》第二章第十一条第（二十七）项规定：严重不良事件，指受试者接受试验用药品后出现死亡、危及生命、永久或者严重的残疾或者功能丧失，受试者需要住院治疗或者延长住院时间，以及先天性异常或者出生缺陷等不良医学事件。

此处需要指出的是，严重不良事件虽然名字上有"严重"两字，但其与患者病情的严重程度不一定呈正相关。比如患者在参加临床试验期间，感染病毒后出现肺炎或者胃肠炎住院输液，都属于严重不良事件范畴，但大多数患者不良事件的预后均比较理想。此外，严重不良事件是不良事件的特殊类型，客观上也不一定与试验药物有直接关系。比如在参加某项治疗肝癌的新药试验过程中，患者在冬春季甲流流行期间无意中被家人传染而住院治疗，根据《药物临床试验质量管理规范》的要求，这起医疗事件就会被判定为严重不良事件，但研究者会根据临床实际情况判定其与研究试验"肯定无关"或者"可能无关"。

80. 试验期间，如果出现癌性疼痛，我可以服用止痛药吗？

当然可以。

据世界卫生组织统计，全世界每年新发癌症患者中有30%~50%的患者伴有疼痛症状。在我国，目前癌症患者中有51%~62%的患者伴随不同程度的疼痛。剧烈癌性疼痛会导致患者免疫力降低，影响患者抗肿瘤的治疗效果和生存期。所以癌性疼痛患者尤其是慢性持续性疼痛的患者，需要持续服用止痛药物，以减轻痛苦，提高生活质量。

对于癌性疼痛的治疗，如果患者在加入临床试验前就已经开始，在排除患者服用的药物为试验的禁忌用药后，可考虑继续服用，但需要详细告知研究者，以便做好记录及观察。

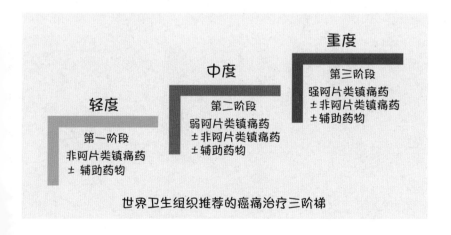

轻度
第一阶段
非阿片类镇痛药
± 辅助药物

中度
第二阶段
弱阿片类镇痛药
±非阿片类镇痛药
±辅助药物

重度
第三阶段
强阿片类镇痛药
±非阿片类镇痛药
±辅助药物

世界卫生组织推荐的癌痛治疗三阶梯

如果癌性疼痛是在试验期间出现的，研究者会对患者的疼痛进行评分和分级，然后据此确定个体化的治疗方案。患者无论是在试验期间，还是在试验结束后，都一定要谨遵医嘱服用止痛药，不可自行调整止痛药物剂量和止痛方案。

81. 试验期间，我可以吃营养品或保健品吗？

根据2017年8月国家卫健委发布的《恶性肿瘤患者膳食指导》，肿瘤患者的膳食中食物的选择应多样化，需要适当多摄入富含蛋白质的食物，多吃蔬菜、水果和其他植物性食物，多吃富含矿物质和维生素的食物。

由于营养知识的欠缺，肿瘤患者往往迷信"冬虫夏草""燕窝""人参""灵芝""破壁孢子粉"等贵重补品。但市面上的保健品质量参差不齐，存在夸大、虚构功效的情况，部分保健品未通过临床试验来验证其有效性和安全性。

参加临床试验期间，接受药物治疗后，如果药物与保健品中的某些成分重合，就可能导致药物剂量过量，产生严重的不良后果，所以不建议患者自行购买保健品服用。如果参加试验时已经购买过保健品或者他人赠送了保健品，可以咨询自己的研究者，经过他们的同意再进行服用，以在最大程度上保证自己的安全。

事实上，均衡饮食，全面的营养补充才是整体提高免疫力的好办法。很多保健品不仅吃了没有太多益处，而且加重了经济支出，对经济压力偏大的肿瘤患者来说更是如此。但如果患者营养状态差，经营养科医生评估后也可以选择一些特殊医疗用途配方食品或营养补充剂进行专业的营养治疗。

82. 试验期间，万一得了非肿瘤科的疾病，我该怎么办？

在临床试验期间，患者有时候会因筛选期做的检查，而发现一些以前未检查出的疾病。如果是一些比较常见的代谢性疾病，如糖尿病、血脂异常、高尿酸血症等，研究者可能会根据患者的症状体征及检查结果，请相应的专科医生会诊，给予相应的药物处理。该类药物若非研究方案的禁用药物，一般不影响患者参加临床试验，只是作为合并用药记录即可。如果是一些急性疾病，如急性感染，该类疾病符合临床试验的排除标准，则患者不能继续参加临床试验，需要及时处理急症，待病情好转后，可再次评估是否可以参加临床试验。如果查出的是肺结节这类可能需手术治疗的疾病，可以考虑到胸外科等专科就诊，评估肺结节与当前临床试验的治疗优先级，再决定是否需要进一步处理。因为这类疾病通常没有有效的药物干预，一般也不需要立刻处理。

总的来说，临床试验期间如果查出非肿瘤的疾病，需要结合患者具体的疾病种类、体征症状及辅助检查结果，做出相应的处理。同时，需根据研究方案的具体要求，包括禁用药物及纳入排除标准等，决定患者是否继续参加临床试验。

83. 试验期间，我可以喝咖啡或者茶吗？

不建议喝。

大量国内外相关文献及研究表明，适量饮茶及咖啡对人体是有益处的，但是临床试验期间患者是不宜喝咖啡和茶的。

咖啡与药物之间可能有临床上的药代动力学影响，这主要是由于咖啡成分中的咖啡因和绿原酸的作用。其中，咖啡因可以通过多种形式影响药物吸收，如对药物分子有物理影响、改变胃肠pH值、影响消化道细胞膜和血液的沉淀条件、影响胃肠排空时间等，从而影响药物的疗效。

而茶叶含有茶碱、鞣酸等物质，这些物质可能会与抗肿瘤药物发生理化反应，对抗或干扰药物作用，或使药物变质而影响药物的吸收，使药物的疗效降低或失效，甚至产生不良反应。

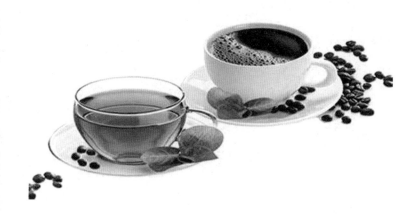

还有一些特定的水果包括葡萄柚、西柚、葡萄及其衍生产品（干品、提取物及饮料等），也会对药物在患者体内的作用产生影响。很多药物在体内的代谢需要一种名为CYP3A4的代谢酶的帮助，而西柚里含的呋喃香豆素会阻断 CYP3A4 发挥作用，使得药物不能被及时代谢，药物在体内停留的时间变长，体内的药物相对浓度变高，甚至会产生一系列不良影响。

　　所以，以上食物在临床试验期间，都应该避免食用。

84. 试验期间，我可以抽烟、喝酒吗？

不可以。

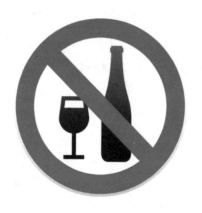

　　很多人都知道服药期间不能饮酒，但通常会忽视了吸烟。研究表明，烟草燃烧时产生的气体中含有的生物碱如尼古丁及多环芳烃类化合物，可影响多种药物对呼吸系统、心血管系统、神经系统、消化系统等的作用。此外，烟草与抗肿瘤药物间的相互作用能显著影响药物的清除率、毒性和疗效，这主要是因为烟油中的多环芳烃类化合物，可增强肝脏酶活性，加速某些药物的代谢和灭活，缩短药物的半衰期，使血药浓度降低，从而使疗效减弱，甚至会使药物失去它本身的药性，严重的话会导致生命危险。

　　而酒中的主要成分——乙醇对肝药酶有双相作用，大剂量的乙醇对肝药酶有抑制作用，可使肝药酶活性降低；少量的乙醇对肝药酶起诱导作用，可使其活性增强。所以药与酒的相互作用可能会降低药效或者增加不良事件的发生率，也可能增加药品的毒性，危及患者生命。而且肿瘤患者大部分是老年人，常常合并基础疾病，如高血压、糖尿病等，酒与抗高血压药合用，可因同具扩张血管作用，使血压下降过快、过低，导致体位性低血压、剧烈头痛，甚至造成脑血管意外；酒也能增强降血糖药物的作用，引起低血糖休克。

　　因此，在临床试验期间，患者必须杜绝吸烟、饮酒行为。即使抛开烟酒给患者带来的风险和影响，从长远来看，吸烟、饮酒的行为对肿瘤患者的健康也是不利的。

85. 试验期间，家属需要做什么？

在患者的抗肿瘤治疗之路上，家属往往发挥着至关重要的作用，在临床试验期间更是如此。

首先，家属需要对参与的临床试验相关信息有明确的了解，在了解临床试验后，家属可以和患者进行沟通，试验入组前必须由患者亲自面见研究者和签署知情同意书，一般情况下不能由家属代签。不建议家属对患者隐瞒病情，不然可能会影响到患者的治疗，并且引发患者对自己身体状况的猜测，反而不利于患者的治疗。

其次，在患者成功通过筛选入组后，家属需要细心地帮患者整理并保存好既往就诊和治疗的资料，安排好患者的出行，因为患者承受着疾病的困扰，难免准备不全，可能会耽误患者的治疗。

再次，临床试验期间，患者的症状和体征也是临床试验需要记录的重要部分。基于此，家属应该多与患者沟通，鼓励其说出自身各方面的变化，包括一些不适的症状，并及时和临床试验的研究者沟通，以便研究者采取相应的处理措施。例如，一些合并胸腹水的晚期肿瘤患者，可能会存在体形上的前后变化，而患者本人不易察觉，此时家属需要细心观察，同时协助患者做好尿量、体重监测。

最后，家属需要对研究者和护士交代的事情牢记于心。由于肿瘤对患者身心的持续折磨，患者很容易产生悲观、焦虑、孤独等负面情绪，进而影响身体状态。同时患者对于试验期间的一些烦琐的事情也可能会有抵触心理，此时家属要多给予其鼓励和陪伴，协助患者完成临床试验。有些临床试验不需要住院，对患者症状的观察和记录只能由家属承担，家属需要有足够的耐心和细心，才能协助完成临床试验。

86. 试验期间，如果出现断药，我该怎么办？

在实际工作中，临床研究团队非常重视供药问题，会尽一切努力避免出现断药的情况。但是由于某些特殊原因，比如交通不便、天气恶劣，或其他不可抗力因素等，可能导致受试者无法如期前往研究医院或试验药物无法按时提供给受试者，而有可能出现断药情况。

如果出现断药的情况，患者应马上联系研究者或其指定人员，研究者或其指定人员会根据研究方案告知下一步采取的措施，是重新补服、不用补服或者对症治疗，并将试验药物尽快送达受试者处。受试者需要记录断药的次数和天数，以及断药期间的任何身体情况，但千万不能擅自决定是否补服。

87. 试验期间，如果药品丢了，我该怎么办？

如果弄丢了药品，患者应马上联系研究者或其指定人员，并解释清楚丢失原因，请研究者协调并将试验药物尽快送达患者处，并记录中断的次数和天数，以及中断治疗期间的任何情况。

同时，为了避免有人误食弄丢的药物，患者也应及时向家人及来往家中的客人告知有临床试验药物丢失的情况，特别是需要确定有无儿童误食。一旦发生有人误食的情况，则需要立即联系研究团队，并根据他们的建议积极处理。

88. 试验期间，如果突发身体不适， 我该怎么办？

在临床试验期间，患者身体出现任何不适，都需要马上报告研究者，尽可能详细地描述不适的情况，并根据研究者的建议采取相应的措施。如果患者离参加临床试验的医院比较远，可先就近治疗，并告知救治的医生所参加的临床试验，同时，把就近治疗的事情及时反馈给研究者，并做好相应的记录及就医资料的保存。

在治疗结束后，患者也应在随访的时候将治疗记录带给研究者，这样研究者可以更加准确地了解患者的治疗情况，指导患者后续的治疗和用药。

89. 试验期间，如果有新的有效药物上市，我可以立刻退出试验吗？

当然可以。

患者可以随时、无任何理由地退出临床试验。

但是，在此需要提醒患者几点注意事项：

（1）确定新上市的药物是在国内上市还是在国外上市的，如果仅在国外上市，则很可能短期内无法在国内接受治疗。

（2）确定新药的疗效是否优于现在参加的试验。有时候，虽然是试验药物，疗效却非常显著，甚至明显好于刚刚获批上市的新药，而此时盲目退出试验就太可惜了。

（3）在正式退出试验前，要明确新的有效药物是否符合自己的病情、使用有没有禁忌证，如果自己无法进行评估，可以向权威的肿瘤内科专家咨询。

90. 如果试验治疗效果不佳，我还要继续参加试验吗？

不建议继续参加。

在试验治疗效果不佳的情况下，患者一般不应继续参加该试验，而应当立刻退出试验。此时，作为患者，可以找肿瘤内科医生询问是否有符合自己病情的新药上市，或其他新的临床试验作为替代治疗方案。

91. 我可以同时参加多个临床试验吗?

不可以。

基于对受试者的安全性保护与临床试验药物相互间作用的考虑，肿瘤患者不能同时参加两个及以上的临床试验。倘若同时参加，不仅无法避免不同药物或疗法对于患者安全性造成的损害，甚至可能会加重患者的病情及身体负担。

患者在完成知情同意书的签署后，研究者会跟患者确认近期内（一般是 1 个月）是否有参加其他临床试验的经历，如果有，该患者就不会被纳入最终的研究中。

肿瘤临床试验随访篇

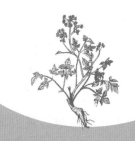

92. 试验结束后，用药包装和剩余的药品可以直接扔掉吗？

不可以。

临床试验药物往往是尚未上市的新型药物，其疗效及安全性尚处于研究阶段，存在不可预知的潜在风险，只能为临床试验专用。若患者随意扔掉剩余的药品，可能会被他人误食，导致严重的后果。所以患者每次返回研究医院随访时，需要将上一次访视时药品管理员发放给患者且患者现已服用过的药物的空包装和剩余药物一并返还。同时，研究者与药品管理员还会检查以及核对患者记录的日记卡，清点试验用药品，以便确认回收剩余药物与服用药物数量总和与发放数量是否一致。若二者数量有差异，则需要询问患者药物缺失原因，是否存在遗忘、丢失等现象，并嘱咐患者在下次访视时归还剩余药物。

93. 试验结束后，我可以复印病历吗？

当然可以。

参加临床试验也在正常医疗活动范围之内，完全可以参照普通住院患者的出院流程和时限，复印病历。目前，很多医院开通了电子化的病历复印功能，可以通过所在医院官方微信公众号、互联网医院等渠道进行申请及留存，用手机或电脑操作即可完成全部流程，大大提升了此项工作的效率。

94. 试验结束后，如果病情没有 得到控制，会有替代治疗吗？

　　试验研究方案（包括知情同意书）中一般会提到病情在没有得到控制的情况下（主要包括新药无效或者参加试验时接受的是安慰剂治疗）会采取何种替代治疗，患者可以在参加试验前或者遇到上述情况时，及时咨询试验医生。

　　如果没有现成的替代治疗，那就可以尝试符合自己病情且近期刚刚上市的新药，或寻找其他新的临床试验。

95. 如果我参加替代治疗，需要支付相关费用吗？

如果是注册研究，且替代治疗也包括在研究方案中，一般不需要患者来承担相应的费用。

如果不是注册研究，或者没有在试验研究方案（包括知情同意书）中明确提及，则替代治疗属于试验外的额外治疗，一般需要患者自行承担费用，但是可以结合医保或者商业保险的报销范围及比例情况，使用上述保险来减少费用支出。

96. 试验结束后，突发身体不适，我该怎么办？

如果试验结束后突发身体不适的情况，患者有必要在第一时间联系负责试验的研究者，请研究者进行评估。同时，患者可以自我判断这种身体不适之前是否出现过，如果之前也出现过类似情况，可以提醒研究者之前的处理方式，供研究者参考；如果这种不适是第一次出现，则需在研究者的指导下积极配合处理。

一般来说，在用药结束后 4 周内发生的身体不适，不排除与试验药物的相关性；如果超过了 4 周，其相关性就大大下降，很可能是病情进展或者其他疾病引起的，应该及时去医院相关专科就诊，比如出现持续性心悸、心慌时，就应当去心血管内科就诊。

97. 试验结束后，我能立刻参加其他新的试验吗？

不可以。

尽管部分肿瘤患者可能因为后续治疗的需要而多次参加临床试验，但是，一般不能从一个试验退出后或一个试验结束后立刻参加新的试验，而需要经历 1 个月以上的"冷静期"（专业术语叫"洗脱期"）后，才能参加后续新的试验，这是绝大多数临床试验的基本要求，同时也是纳入、排除标准之一。

这样规定主要是因为药物在体内蓄积后需要一定的时间来代谢，或者不同药物相互作用可能造成严重的毒副作用，其根本目的还是保障患者的身体安全。

98. 试验结束后，如果该药物有效但未上市，我可以要求继续用药吗？

一般来说，患者在完成试验规定的治疗周期后（或者因其他原因提前退出试验）发现该药物疗效不错，也是不能再次使用该试验药物的。同时，因为试验药物还未上市，患者也无法通过正规渠道购买。

而解决的办法是，在研究者评估治疗药物有效且有必要继续使用后，由患者主动向负责试验药物的申办者提出书面申请，在三方均书面约定后，可由申办者提供慈善赠药，并由研究者密切随访患者的疗效及不良事件的发生情况。

99. 我如何了解参加临床试验的最终结果?

最简单的办法就是在试验结束后,直接询问负责试验的研究者;如果该试验前期进行了临床试验注册,也可以按照前文中提供的网址,到注册网站查询试验结果。

早在 2007 年,美国食品药品监督管理局(Food and Drug Administration, FDA)就要求,涉及药物、生物制剂及相关设备等的临床试验(已获 FDA 批准且在 www.clinicaltrials.gov 注册过的)必须在试验结束后 12 个月内在 www.clinicaltrials.gov 网站上发布其结果;如果该试验是注册研究,患者还可到我国国家药品监督管理局官方网站上查询该药品上市公告;患者亦可根据研究主要负责医生的姓名,通过医学期刊数据库检索其发表的学术论文来获知试验的结果信息。

100. 我什么时候能获得参加试验的相关费用?

一般情况下,患者需要等到配合完成临床试验的所有流程和随访后才能获得相关费用。

项目受试者补助领取证明

受试者_____筛选号_____参加由_____(申办方)在我院_____(专业)开展的"_____临床试验项目"(项目名称)。

该项目知情同意书中受试者补贴标准为:_____元/次的交通补贴或营养补贴,_____元/次的采血补助(如适用),_____元/次的组织采集补助(如适用)。

该受试者在本阶段试验中已完成了_____次访视(访视_____—访视_____),_____次采血(如适用),_____次组织采集(如适用),因此,本次应发放受试者共计_____元,特此说明。

(以上内容可根据项目实际情况进行增删调整。)

受试者领取信息确认

受试者姓名		身份证号码			
受试者家属姓名		身份证号码		与受试者关系	
银行卡卡号		联系电话			
领取金额		确认人签名及日期			

注:1.若为受试者本人领取补助,则无须填写受试者家属信息;若由受试者家属代领补助,则需同时填写受试者家属信息。2.联系电话及确认人应为银行卡持卡人,确认人需在签名处加盖手印。

主要研究者:_____ 日期:_____年_____月_____日

受试者需要提供身份证复印件、银行卡复印件（如遇特殊情况，由受试者监护人／家属代领补助的，需同时收集受试者本人、受试者监护人／家属的身份证复印件，受试者监护人／家属的银行卡复印件），填写受试者补助领取证明或对其进行确认，并亲笔签名。由研究医院将参加试验的相关费用支付给患者本人或其监护人／家属，个别情况下，有些试验会根据患者的随访次数来支付相关费用。

目前，绝大多数试验的相关费用都是通过银行转账的方式支付给患者的，所以患者可以通过事先登记过的银行账号来了解费用是否到账。个别研究还会通过现金支付的方式给患者，这种方式是比较方便患者确认的。

专家访谈与经验分享

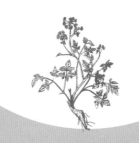

1. 赵平: 临床试验如何做好"以患者为中心"？今后的发展重点是什么？

从中国的传统文化来讲，参加临床试验与大众伦理道德观念有一定的冲突，因为传统观念认为"用人进行临床试验是不道德的"，可能有超过80%的普通民众不支持，甚至反对参加临床试验。然而，从医学的发展来看，所有现代药品都必须要经过规范的临床试验才能进行疗效和安全性评价。如果没有临床试验，就没有更多更好的新药，也就无法挽救更多的患者，尤其是在肿瘤治疗领域。我认为，肿瘤临床试验的意义就是为了让更多的人获得积极的治疗及延长生命的权利。

因此，从大局出发，临床试验是非常有必要的。作为临床试验的研究者，必须要珍惜患者的生命。一方面，要在伦理上充分保证患者的权益不受伤害，由于临床试验过程可能会对患者产生一定的毒副作用，甚至影响他们的生命安全，所以研究者一定要做好相应的预案和应急处置措施。另一方面，在参加临床试验前，患者必须充分了解试验的风险和获益，试验中他们可以随时退出，试验后有获得补偿或赔偿的权利。正是由于积极贯彻"以患者为中心"的理念，我所在的中国医学科学院肿瘤医院在临床试验管理中能够严格按照上述要求保护患者的安全和利益，极少出现临床试验相关的医疗纠纷。

医学的进步是以研究为先导的，尤其是肿瘤的治疗，如果没有扎实的基础研究，就无法获得理想的新药。患者权益的保护除了有研究者负责外，还有《药物临床试验质量管理规范》和伦理委员会的审查和监督，伦理委员会不代表医院和药厂的利益，而是从患者的切身利益出发的。临床研究的发展重点在于基础研究和临床转化。在转化过程中，Ⅰ到Ⅲ期临床试验几乎是搭建成功的桥梁。

 专家简介

赵平，主任医师，教授，博士生导师，中国医学科学院肿瘤医院原院长，国家肿瘤登记中心原主任，中国癌症基金会原理事长，亚洲国家癌症联盟原秘书长，中华预防医学会肿瘤防控专委会主任委员，中国老年学和老年医学学会肿瘤分会主任委员，第十一、十二届全国政协委员，全国政协教科文卫体委员会委员。

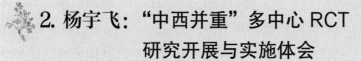

2. 杨宇飞："中西并重"多中心 RCT 研究开展与实施体会

　　我本人于 2017 年非常荣幸地获得国家重点研发计划——胃肠恶性肿瘤二级预防、协同化疗与抗转移复发的中医药方案循证评价研究资助，我自己还承担了其中一项子课题研究——健脾补肾序贯方对结肠癌辅助化疗协同作用及机制研究。

　　课题申报受到了美国 MD 安德森肿瘤中心杨培英教授的启发，她建议临床试验应从"小切口"入手，回答一个具体的临床问题。我研究的领域是结直肠癌，而我一直想用高级别循证医学手段来明确化疗联合中医治疗会降低还是增强化疗疗效，以及是否会减轻化疗引起的毒副作用。

　　而在本次重点研发计划中，研究用药源于我 30 多年临床经验提出的"化疗二阶段"治疗理论，采用两个以扶正为主的中药复方颗粒剂——六君安胃方和芪菟二至方，分别用于化疗后第一阶段的消化道毒副反应和第二阶段的骨髓抑制，其主要目的是提高早中期结肠癌辅助化疗的完成率，以确定中医治疗能否起到"增效减毒"的作用。

　　在研究过程中，我们在全国 20 多家三甲医院开展 400 例患者的双盲 RCT（随机对照试验）研究，仅研究方案设计与统计分析计划就花费了近一年时间来准备，对照组采用了 5% 的试验组颗粒＋苦瓜提取物的安慰剂，并进行矫色矫味处理。

2022 年 3 月，本课题以高分顺利通过了科技部组织的结题评审。在 4 年研究时间里，我主要有三点体会：第一，在选择的 20 多家研究医院中，综合性西医医院超过一半，这样所得结论可以被大家广泛认可；第二，设计上采用双盲，避免偏倚，研究结果科学性更强；第三，严格做好研究全程管理和患者随访工作，设立了第三方监查机制，研究最终脱落率仅 14% 左右，患者依从性非常好。

 专家简介

杨宇飞，主任医师，博士生导师，中国中医科学院首席研究员，中国中医科学院西苑医院肿瘤诊疗部主任，国家中医药管理局岐黄学者，中国老年学和老年医学学会肿瘤康复分会主任委员，中国康复医学会肿瘤康复专委会主任委员，第十三、十四届全国政协委员。

3. 陈佩：肿瘤临床试验伦理审查的
两点思考与分享

（1）编者问：如何做好肿瘤特定人群的伦理审查保护？

陈佩教授：目前开展的肿瘤临床试验大多数不涉及老年人群，导致了缺乏相关研究证据来体现新药在老年人群中的疗效和安全性，这样会制约老年肿瘤患者研究的开展，进而远期会影响老年肿瘤患者的治疗。所以，在研究设计之初，可以考虑将纳入标准的年龄范围选定在 18~60 岁，甚至是 18~75 岁（75 岁以上人群是弱势群体，开展研究时应当谨慎选择）。当然，纳入老年人群的前提是要讲清楚具体依据或者有能够证明足够安全性的前期研究证据，关键是要对此类老年人群做好特定的保护措施，并在研究方案中交代清楚，还要注意患者本人及监护人的知情同意书的签署。

对于儿童肿瘤研究，一般要先获得成年人相关研究的结果，经过风险与获益评估后，方可开展；如没有成年人相关研究或者肿瘤仅涉及儿童人群，在严格评估研究风险与获益后，则可以考虑开展小范围的探索性研究，但需严格控制样本例数。女性在妊娠期及哺乳期一般不作为研究人群，应当避免将其纳入研究中。

（2）编者问：对于不涉及干预手段的流行病学研究或仅针对肿瘤医生的横断面研究，是否需要进行伦理审查？

陈佩教授：2023 年 2 月国家四部委最新发布的《涉及人的生命科学和医学研究伦理审查办法》明确提到"以人为受试者或者

使用人（统称研究参与者）的生物样本、信息数据"均为伦理审查的范围，所以上述情况一般还是建议进行伦理审查。有别于干预性试验的会议审查，在上述研究进行伦理审查时，伦理委员会会视实际情况，做出快速审查，从而加快研究整体进程。如果研究采用了匿名化的信息数据，同时获得数据的过程不对人体造成伤害（包括身体和心理伤害），那么在提交伦理审查时，可以申请免除伦理审查，以方便研究的快速开展。但是，值得注意的是伦理审查是常态，免除伦理审查往往只是个案。

 专家简介

　　陈佩，研究员，上海市临床研究伦理委员会副主任委员，上海交通大学医学院附属仁济医院原党委书记，上海生殖健康伦理专委会主任委员。

4. 李济宇：肿瘤临床试验的管理及成果转化的心得体会

（1）编者问：当前很多大型三甲医院开展了许多肿瘤临床试验，而在研究执行时，由于肿瘤本身的复杂性，临床试验的过程往往涉及多个科室，但无论是从申办药厂的角度还是从研究者的角度来看，都感觉流程、步骤比较繁多。根据您的经验，应如何提升试验的执行和管理效率？

李济宇教授：在医院开展临床试验涉及研究立项、伦理审查、人类遗传学资源审查、合同签署等步骤。客观地说，这些都是《药物临床试验质量管理规范》对于临床试验的客观要求，是医院规范管理临床试验的必要措施。

至于如何提升执行和管理效率，我觉得研究者首先应当加强对相关制度和流程的学习，养成规范的执行习惯，正所谓"熟能生巧"。肿瘤试验由于其本身的复杂性，势必会对多学科协作提出更高的要求，比如影像科要及时、准确地进行肿瘤疗效评定。从医院管理的角度而言，应当提高为研究者服务保障的意识，更多的还得依赖于"制度＋科技"模式，不断加强系统和信息化建设，用数字化的高科技手段来不断优化流程，最终实现试验的"提速"。同时，建立简明规范的 SOP（标准操作规程）来明确每项流程的完成时限。

（2）编者问：如何提升肿瘤临床试验的成果转化能力，从而造福患者？

李济宇教授：我本人对科研成果转化方面的研究比较感兴趣，曾经提出过要以成果转化为导向的医学创新技术概念验证体系建设的想法，也非常希望临床试验能够为患者提供更多更好的新药或医疗器械。我所在的团队通过分析开展过肿瘤临床试验的大型医院所发表的文章、申请的专利等研究成果，发现肿瘤研究是近10年的热点问题，相关新药及诊疗产品也在不断涌现。因此，我建议可以从此类研究中进一步寻找肿瘤临床试验管理中的问题和现象，从而发现解决之道。

专家简介

李济宇，主任医师，教授，研究员，复旦大学附属华东医院副院长，中国康复医学会肿瘤康复专委会副主任委员，上海医学会医学科研管理学专科分会主任委员，上海市生物医药科技成果转化公共技术服务平台主任，上海医疗机构首批知识产权运营中心主任。

5. 刘天舒：一路扶持，一路陪伴——1 例晚期胃癌临床试验病例分享

2020 年 8 月 19 日，一份胃镜报告打破了张女士和她丈夫 30 多年平静温馨的生活，以"地狱难度开局"，她陪着丈夫开启了艰难的治疗之路。

张女士的丈夫患的是胃癌，由于没有癌症筛查意识，患者在感到身体不舒服后拖了很久才去检查，所以发现时肿瘤较大，病情较重，被告知需要尽快手术，后续还需要化疗。他们很快进行了手术，手术还是比较成功的，但是术后病理显示是胃溃疡型腺癌，恶性程度高，治疗难度大。在医生的建议下，张女士的丈夫从 2020 年 9 月份起开始接受化疗，可是 1 个疗程之后，效果却不是很好，张女士的丈夫陆续出现了很多不良反应，包括淋巴肿大、肺部结节等。医生建议换药，但尝试过十几种治疗方案后都收效甚微，病情持续恶化……

在反复治疗无果后，张女士的丈夫也意识到情况的严重性，情绪低落，比以往更加沉默。张女士开始通过不同的途径，了解该领域的各位专家，最终来到了国内知名肿瘤内科专家刘天舒主任的专家门诊。刘天舒主任仔细分析病情，通过基因检测结果，建议他们参与一项 TROP2（人滋养细胞表面抗原）靶向药物的临床试验。因为过往的经历，张女士问了很多问题，刘天舒主任团队都做了非常详尽的回答。张女士和她的丈夫也理解了临床试验只是一个名称，除了药品没有上市，其他的过程与之前的治疗形

式无甚差别，而且还是免费的，能极大减轻他们的经济负担。因此，他们最终于 2021 年 12 月参加了此项试验。他们全力配合，医护人员在防范临床试验不良反应中也做出了非常多的努力。

在参加临床试验之后，张女士丈夫的 CT 结果显示肿瘤没有继续扩散，也没有出现之前那么多的不良反应。因为这次尝试，他们得到了意想不到的惊喜。张女士丈夫的情况也在逐渐变好。之前因为化疗面容憔悴、掉头发，他不敢出门，怕大家投来同情或是歧视的目光，但现在他会陪张女士一起出去排练唱歌，他自己也会在公园看老大哥们下棋。张女士感叹自己和丈夫非常幸运，遇到刘天舒主任团队，在临床试验中，张女士丈夫最终收获了良好的治疗效果。

（本文转载改编自"刘天舒教授工作室"微信公众号，并获得刘天舒教授授权同意）

 专家简介

刘天舒，主任医师，教授，复旦大学附属中山医院肿瘤内科主任，中国老年学和老年医学学会肿瘤康复分会副主任委员，上海市医学会临床流行病学及循证医学分会主任委员，上海市临床研究伦理委员会委员。

6. 郑宁：从伦理审查看肿瘤临床试验的
发展与面临的问题

（1）编者问：您曾担任上海市胸科医院伦理委员会主任委员多年，评审过大量前沿的临床试验，尤其是在肺癌领域。结合您的工作经验，您觉得应如何正确看待肿瘤临床试验的发展与面临的问题？

郑宁教授：2017 年 10 月 8 日，中共中央办公厅、国务院办公厅印发了《关于深化审评审批制度改革鼓励药品医疗器械创新的意见》。随后，我国生物医药研发如雨后春笋般出现并迅速发展。过去我们医院开展的临床试验的创新药物主要都是国外研发的新药，而国内自主研发的药物比较少，且以仿制国外原研药品为主。近几年，我国自主研发的创新药物明显增加，其中还包括不少 I 类新药。同时，新药临床试验的方案设计和审评审批流程也在不断优化、简化，生物医药的创新和转化效率明显加速。

但是，促进创新的同时也要加强防范风险，加快新药研发和审批的同时也要提高对受试者安全的重视。现在抗肿瘤药物的新药临床试验方案中，有些方案将 I 期、II 期甚至 III 期等不同阶段合并申报，在提高效率的同时也增加了风险。伦理委员会作为受试者权益的"代言人"，在当前新形势下应当更多关注受试者的风险防控，做到促进创新与防范风险相统一，实现科技创新的高质量发展和高水平安全相协调。

（2）编者问：对于 CAR-T、CAR-NK 等新兴肿瘤治疗手段，伦理审查时是如何考量的？

郑宁教授：目前，CAR-T 等细胞治疗是肿瘤治疗的一个前沿领域和热点方面，相关的法律法规和政策制度还不够完善和成熟。对于此类探索性较强的临床研究项目，建议审查时从合规性、科学性和伦理性三个角度进行分析。第一是合规性，不仅是研究人员和研究机构的资质，还有研究经费和研究材料都要合法合规，而且研究内容也不得违反国家相关法律法规。第二是科学性，研究内容应当具有科学价值和创新意义。2023 年 2 月国家四部委发布的《涉及人的生命科学和医学研究伦理审查办法》中明确要求，研究者在申请初始伦理审查时，应提供科学性论证意见。第三是伦理性，这是伦理委员会进行伦理审查时的重点。伦理审查既要参考合规性和科学性，更要聚焦伦理性，而临床研究项目的核心伦理性问题是对受试者的风险与获益评价及风险防控措施。因此，在对探索性较强的临床研究项目进行伦理审查时，更要重视受试者的安全和权益。

 专家简介

郑宁，肿瘤学博士，研究员，硕士生导师，上海申康医院发展中心党委副书记，上海市医学伦理学会和上海市临床研究伦理委员会常务理事。

7. 戴广海：胰腺癌治疗与临床试验体会

本人长期以来一直从事消化系统肿瘤的综合治疗，特别是在胰腺癌这块"难啃的骨头"上精耕细作。胰腺癌恶性程度高，诊断和治疗复杂、困难，一直被公认为"癌中之王"，但对其治疗仍在不断的探索中。

过去几年里，胰腺癌的治疗取得了一定的进展，主要集中在传统化疗领域，多学科协作（MDT）理念也不断深入。晚期胰腺癌治疗目前仍以姑息性化疗为主，靶向治疗受众面较为狭窄。要实现胰腺癌的诊疗提升，首先是要实现精准检测，其次是要提高化疗的有效率。

本人所带领的团队在 2016 年开启了纳米白蛋白紫杉醇联合替吉奥（AS 方案）在晚期胰腺癌的单中心单臂探索性临床试验（NPSPAC 研究），最终结果显示客观缓解率高达 54.5%，遗憾的是没有转化为无疾病进展时间的延长。相比于美国的 NCCN 指南或我国的 CSCO 指南里推荐的白蛋白紫杉醇联合吉西他滨（AG）方案或者作用更强的 FOLFIRINOX 三药方案，AS 方案毒副反应更低，安全性更好，目前成为国内普适性较好的方案选择。因 AS 方案生存转化仍然有限，同时鉴于抗血管生成药物和免疫抑制剂的协调改善免疫微环境的作用，我们团队试图进一步在 AS 方案的基础上联合 PD-1 抑制剂和索凡替尼，用于探索四药联合的临床疗效与安全性。我们在前期入组的患者中已经看到了非常令人振奋的初步成果。"胰"路艰辛，相信在我们团队的努力下胰腺癌的治疗会更上一个台阶。

专家简介

戴广海，主任医师，教授，博士生导师，中国人民解放军总医院肿瘤医学部肿瘤内科主任，中国研究型医院学会精准医学与肿瘤 MDT 专委会主任委员，中国医师协会结直肠肿瘤专委会 MDT 专委会主任委员。

8. 何耀：注重患者的生活质量结局和基于精准医学的临床试验

在肿瘤的临床试验中，其治疗获益可以概括为"活得更长"或"活得更好"，有时候二者兼而有之。既往我们更关注"活得更长"，即在肿瘤临床试验中，主要是以总生存时间、无进展生存时间、死亡率及复发率等与延长生命长度有关的指标作为研究的常用结局。随着"以患者为中心"的医疗理念的推动，以及对肿瘤患者自身主观感受的关注的加强，越来越多的研究开始使用健康相关生活质量这个与"活得更好"有关的结局。在部分研究中，生活质量甚至成了研究的主要观察终点。生活质量的评定主要采用专门设计的量表，以患者报告的结局为主要采集方法。目前已有通用的健康相关生活质量量表和各类肿瘤专用的生活质量量表，这些量表被广泛应用于临床效果评估的实践中。以生活质量作为结局的肿瘤临床试验已经逐步成为我国药物临床试验的重要组成部分，生活质量也成为评价药品临床价值的重要健康收益指标。

另外，伴随着多种组学技术的发展应用，肿瘤的异质性被越来越多的研究所证实。既往基于群体平均收益的肿瘤临床试验暴露出较多的弊端，更重要的是，临床试验的成功率维持在较低水平，研发效率低。基于肿瘤生物标志物的新型临床试验设计应运而生，包括篮式试验、伞式试验、平台试验、自适应设计试验等，整合了精准医学指导思想，基于生物标志物匹配更为精准的干预措施，克服了传统临床试验的局限性，极大地推动了临床试验的效率和发展应用。

专家简介

    何耀，研究员，博士生导师，中国人民解放军总医院老年医学研究所原所长，北京市衰老与相关疾病研究重点实验室主任、香港大学公共卫生学院荣誉教授、中国老年医学学会专委会主任及其流行病学与疾病预防分会会长、中华预防医学会流行病学分会副主委、《中华流行病学杂志》副主编。

9. 刁天喜：循精实之道而显大情怀

就在我接受编者之邀欲着手撰写一篇"专家访谈和经验分享"之时，正巧一位高中同学向我咨询如何参与临床试验事宜。他的夫人患胰腺癌已到晚期，他们正焦急地寻求常规治疗外可能更有效的方案，于是有人向他们推荐可以试试处于临床研究中的药物。在交流中，我意识到，他们并不了解什么是临床试验药物，也不知道如何获取临床试验药物的信息，至于对加入临床试验需要具备什么条件、临床试验药物有哪些益处和风险、为什么要签知情同意书、如何解决保险和费用的问题，更是一无所知。我想这可能也是普通大众和患者存在的普遍问题——对于医务工作者来说再简单不过的问题，对于患者和家属而言，理解起来却往往极困难，必要的信息获取也极不方便，从而失去了寻求更有效治疗的机会。《我最关心的100个肿瘤临床试验问题》正是急"我"之所急，"刚想瞌睡就有人送枕头"，我以其中主要内容为基础对患者和家属关心的问题进行了深入浅出的解答，收到了满意效果。

近年来我国的肿瘤发病率高且逐渐呈现慢病化趋势，对社会和家庭的威胁较大。《"健康中国2030"规划纲要》将癌症列入防控的重大疾病，社会和政府正采取各种新举措协力攻关，而新药物和诊疗方法的研发是重中之重，科学严谨的临床试验是新药物和诊疗方法研发的限速步骤之一，患者积极参与临床试验则是关键，而患者对临床试验的认知程度直接影响研究的质量和水平。

从现实看，患者及其家属也有急迫寻求更优的诊疗方案的需求，对于新药物和诊疗方法有更高期待。本书以肿瘤患者（"我"）的视角，精准梳理肿瘤患者参加临床试验可能遇到的各类实际问题，系统而摄要，并以实战经验为基础科普式地提出了解决办法和途径，专业而易懂。循"精实"之道，而彰显服务于患者的大情怀。唯愿此书能够为"无明"的寻医寻药之路增加一丝亮光，也祝愿健康中国战略行稳致远。

 专家简介

　　刁天喜，研究员，教授，博士生导师，军事科学院军事医学研究院某所科技委副主任，《军事医学》杂志副主编兼编辑部主任。

10. 刘正、杨明：机遇与挑战——带您了解新药临床研究

随着我国药品研发领域的快速发展，新药临床研究的质量和数量都有了很大的提高，越来越多的患者会听到参加临床研究的建议，但是很多人对于临床研究还不够了解并存有疑虑。本文就以肿瘤临床研究中经常遇到的几个疑问为例，向广大读者介绍一下新药临床研究的相关情况。

1. 什么是新药临床研究?

新药临床研究是指在人体进行的药物系统性研究，以证实或发现研究药物的作用、不良反应，并了解其体内代谢情况等，目的是确定研究药物的疗效与安全性。根据新药研发的时间顺序，传统上将临床研究分为4期。临床研究的数据需要经过国家相关部门的审核后，药物才能最终获批与患者见面。

2. 作为患者参加临床研究有什么好处?

参加临床研究能让患者获得最新治疗方案，尤其对于现有治疗效果不佳的患者来说，或许能收到意想不到的治疗效果。而且治疗和检查大多是免费的，能极大减轻患者的经济负担。另外，在研究过程中会有专人负责受试者的跟踪随访，使患者能获得更好的照顾。临床研究患者加入自愿，退出自由，不会因为参加了临床研究而影响患者的后续治疗。我国很多种疾病的诊疗指南都将参加临床研究作为患者的重要治疗手段加以推荐。

3. 参加临床研究有什么风险吗?

当然，参加临床研究也有一定的风险：虽然进入临床研究之前，药物已通过药理学和动物实验初步验证了其安全性和有效性，但新药在人体应用仍然具有不确定性，比如没能达到理想的疗效，或在研究过程中会发生一些预料不到的不良反应。对于这些风险，在研究设计、筛选患者、具体研究实施及患者监测等方面都会有相应的预防措施。虽然临床研究的获益与风险并存，但是临床研究参与的各方都在尽最大可能地维护受试者的利益，目前业内已有一整套成熟的应对风险的措施和补偿方案。

总之，新药的临床研究是在国家各项法规监管之下的一项科学研究过程，必须经过各个医学中心伦理委员会的审查之后方可进行。试验结束之后的所有数据和研究过程也会由国家药品监督管理局进行审查，以保证患者的利益和研究结果的真实可信。

 专家简介

刘正，主任医师，中国医学科学院肿瘤医院结直肠外科病区主任，中国医师协会结直肠肿瘤专委会总干事、中国抗癌协会大肠癌专委会腹腔镜学组委员、中国医师协会外科医师分会结直肠外科医师青年委员会副主任委员。

杨明，副主任医师，《中华结直肠疾病电子杂志》编辑部主任，中国医师协会外科医师分会专业信息传播和教育工作委员会委员，中国期刊协会医药卫生期刊分会第三届委员会委员。

11. 李健：抗肿瘤新药临床试验的
发展之我见

近 10 年来，抗肿瘤新药临床试验的发展在医患双方与政策管理方面都呈现出显著的变化。

在医方，随着抗肿瘤新药临床研究特别是Ⅰ期临床研究数量的迅速增长，中国药物研发能力获得显著提高，迅速地缩短了与欧美的差距。国内高水平医学中心重点开展早期临床研究与高技术临床研究，并带动国内地方医院开展Ⅱ/Ⅲ期多中心临床研究的局面，有助于集中优势资源，突破抗肿瘤新药新技术研发环节的各个瓶颈，同时带动国内抗肿瘤新药临床研究整体水平的提高。我们也需要看到，国内的Ⅰ期新药仍缺乏足够的自主创新能力，真正的 First in class（同类第一）的创新药物还是太少了，这也是在抗肿瘤新药临床研究新局势下面临的新挑战。

在患方，最明显的变化是随着医学资讯传播渠道的增多与传播速度的增加，患者及其家属对于新药临床试验的认知出现了积极的改变，大家不再谈"临床试验"色变，不再对临床试验排斥，甚至部分家属开始主动为患者咨询或争取参加与自身疾病相关的新药临床试验的机会。这些积极的变化，有利于推动新药临床试验在医疗机构的顺利开展，加快临床研究入组速度，并降低因对临床试验认知不同而导致的医患矛盾的风险。

在政府支持方面，各项新药临床试验法规不断完善，各项新药研发鼓励政策陆续出现，特别是在新药审评方面，国家药品监督管理局药品审评中心已与国际接轨，依据抗肿瘤新药类型的不断变化与更新，出台了各项有利于加速新药研发、立项、审评的科学政策，并提供了快速通道，极大缩短了新药研发的过程，有利于中国肿瘤患者能够尽早、尽快地接受抗肿瘤新药的治疗，进一步提高疗效，改善患者的生存状况。

我国抗肿瘤新药研发的情况和国家总体发展是同步的，都走进了时代的快车道，挑战与机遇并存！

专家简介

李健，北京大学肿瘤医院消化肿瘤内科副主任，主任医师、博士生导师，药物临床试验机构副主任，中国抗癌协会肿瘤药物临床研究专委会副主任委员，中国临床肿瘤学会临床研究专委会常务委员兼秘书长。

12. 顾艳宏：新辅助，新探索——1 例 食管癌临床研究病例分享

2020 年 1 月 14 日，66 岁的赵先生因鱼刺卡喉至医院行 CT 检查，却发现食管中段局部增厚伴强化，考虑肿瘤病变可能，进一步的超声胃镜及病理证实为 T3 期的食管鳞癌。完成超声、血检等其他各项检查后，赵先生被确诊为 Ⅱ 期食管鳞癌（cT3N0M0）。

心急如焚的赵先生立刻四处寻医问药，经南京医科大学第一附属医院，即江苏省人民医院，肿瘤科顾艳宏主任团队及胸外科骆金华主任团队会诊后，赵先生同意参加"信迪利单抗联合含铂化疗新辅助治疗食管鳞癌"的临床研究。在忐忑不安地接受了 2 个周期的治疗后，赵先生 2020 年 4 月 2 日复查 CT 显示肿瘤病灶较前明显缩小，紧接着，于 2020 年 4 月 16 日顺利地按计划接受了食管癌根治术。令人欣喜的是，术后病理所见均为炎性细胞，已无恶性肿瘤细胞的踪迹，达到了 pCR（病理学完全缓解）。术后赵先生定期至医院复查，肿瘤至今仍未复发，赵先生的生活又回归了往日的精彩。

食管癌是常见的恶性肿瘤，由于其位置隐蔽、早期症状不明显，1/3 的患者在确诊时已属于局部晚期，这部分患者手术有一定的难度，单纯接受手术治疗往往并不能使其长期生存有明显的改善。术前新辅助治疗是目前的研究热点，其目的是在术前缩小肿瘤，使肿瘤降期，从而降低手术难度，改善患者的预后。

近年来，免疫检查点抑制剂已被证实可以使晚期食管癌患者

获益，也有学者进一步探索了免疫治疗用于食管癌一线治疗和辅助治疗的可能性，且免疫治疗联合化疗较单药治疗效果更好，除了两种不同作用机制的药相加从不同的路径杀灭肿瘤外，化疗与免疫治疗可能还存在协同作用。

然而，目前相关的临床研究以国外为主，中国人群的研究数据尚不完善。我院开展的这项研究发现，免疫治疗联合化疗作为术前新辅助治疗手段相比于传统的化疗方式更有希望在术前缩小肿瘤，提高手术成功率，降低术后复发概率，改善患者的生活质量，延长患者的生存时间，是对食管癌的综合治疗新的探索。

 专家简介

顾艳宏，江苏省人民医院肿瘤科副主任，主任医师，教授，博士生导师，江苏省首批卫生"拔尖人才"，国家结直肠肿瘤质控专委会委员，国家抗肿瘤药物临床应用监测专委会结直肠癌组专家，中国抗癌协会肿瘤运动康复专委会主任委员。

以上专家访谈与经验分享按收集到的时间先后顺序排列。